Die Entdeckung des Blutkreislaufs

Konrad Wink

Die Entdeckung des Blutkreislaufs

Historische Entwicklung der Erkenntnisse über den Blutkreislauf

Auswirkungen auf das heutige Verständnis von Herzkreislaufkrankheiten

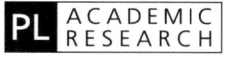

Bibliografische Information der Deutschen Nationalbibliothek
Die Deutsche Nationalbibliothek verzeichnet diese Publikation
in der Deutschen Nationalbibliografie; detaillierte bibliografische
Daten sind im Internet über http://dnb.d-nb.de abrufbar.

Abbildung auf dem Umschlag:
Skizze des menschlichen Herzens durch Leonardo da Vinci.
Aus Joachim Staiger: Herz und Kreislauf im Wandel der Zeiten,
H.A. Herchen Verlag, Frankfurt, 1992

ISBN 978-3-631-64235-1 (Print)
E-ISBN 978-3-653-03923-8 (E-Book)
DOI 10.3726/978-3-653-03923-8

© Peter Lang GmbH
Internationaler Verlag der Wissenschaften
Frankfurt am Main 2013
Alle Rechte vorbehalten.
PL Academic Research ist ein Imprint der Peter Lang GmbH.

Peter Lang – Frankfurt am Main · Bern · Bruxelles · New York ·
Oxford · Warszawa · Wien

Das Werk einschließlich aller seiner Teile ist urheberrechtlich
geschützt. Jede Verwertung außerhalb der engen Grenzen des
Urheberrechtsgesetzes ist ohne Zustimmung des Verlages
unzulässig und strafbar. Das gilt insbesondere für
Vervielfältigungen, Übersetzungen, Mikroverfilmungen und die
Einspeicherung und Verarbeitung in elektronischen Systemen.

www.peterlang.com

Für Annette

Inhaltsverzeichnis

Abbildungsverzeichnis 9

Tabellenverzeichnis 11

1. Einführung 13
2. Die Entdeckung des Blutkreislaufs 17
   2.1 Erste Entdeckung 17
   2.2 Erneute Entdeckungen in der Antike 19
   2.3 Die Entdeckungen im Mittelalter 24
   2.4 Renaissance 34
   2.5 17. Jahrhundert 43
       2.5.1 William Harvey: "Exercitatio Anatomica de Motu Cordis et Sanguinis in Animalibus" 43
       2.5.2 William Harvey: „Anatomisch-experimentelle Studie (eig.anat.Uebung) über die Bewegung des Herzens und des Blutes bei den Thieren" 52
       2.5.3 Kommentar (Ludwig Aschoff) 107
       2.5.4 Diskussion über die geschichtliche Entwicklung 109

3. Vergleichende historische Betrachtungen über die Anatomie und Physiologie des Herzens und des Kreislaufs 119
   3.1 Die Rolle des Herzens 119
   3.2 Die Rolle der Leber 120
   3.3 Die Rolle der Lungen 120

4. Heutige Vorstellungen über die Anatomie und Physiologie des Herzens und Kreislaufs 123

5. Die Folgen der Entdeckung des Blutkreislaufs 143

6. Auswirkungen der Entdeckung des Blutkreislaufs auf die Physiologie
und Pathophysiologie anderer Organe 145
   6.1 Leber 145
       6.1.1 Blutbildung 146
       6.1.2 Kohlenhydratstoffwechsel.. 147
       6.1.3 Eiweißstoffwechsel 148
       6.1.4 Fettstoffwechsel 148
       6.1.5 Gallensäurestoffwechsel 148
       6.1.6 Bilirubinstoffwechsel 148
       6.1.7 Eisenstoffwechsel... 148
       6.1.8 Entgiftungsfunktion 149
       6.1.9 Hormonbildung 149
       6.1.10 Gallenstoffwechsel... 149
   6.2 Lunge 149
   6.3 Wärmehaushalt... 150
   6.4 Nierenfunktion 152

7. Historische Entwicklung der neuen Erkenntnisse bezüglich Struktur,
Funktion und Fehlfunktion des Organismus 157

Weiterführende Literatur 161

Abbildungen aus 163

Abbildungsverzeichnis

Abb. 1: Paläolithische Felszeichnung eines Mammuts mit herzförmiger Markierung (Pindal-Höhlen, Asturien/Spanien) ... 13
Abb. 2: Originalfotographie einer paläolithischen Felszeichnung eines Mammuts (Pindal-Höhlen, Asturien/Spanien) ... 14
Abb. 3: Altmexikanisches herzförmiges Opfergefäß ... 15
Abb. 4: Darstellungen des Herzens im frühen Ägypten ... 16
Abb. 5: Moderne Darstellung des kleinen und großen Blutkreislaufs des Körpers ... 18
Abb. 6: Moderne Darstellung des Brustkorbs, die zeigt, wie die Lungen das Herz umgeben ... 19
Abb. 7: Darstellung des Herzens, die mehrere Hohlräume vortäuscht ... 20
Abb. 8: Galen von Pergamon, Medizinische Akademie, Paris ... 21
Abb. 9: Der „Blutkreislauf" nach Galen ... 22
Abb. 10: Skizze des menschlichen Herzens durch Leonardo da Vinci ... 35
Abb. 11: Vesal ließ Gehenkte stehlen ... 36
Abb. 12: Vesal ließ sich Leichen bringen ... 37
Abb. 13: Vesal bei der Demonstration anatomischer Kenntnisse ... 38
Abb. 14: Demonstration von antikem anatomischem Buchwissen ... 38
Abb. 15: Vesal obduziert einen Scheintoten ... 39
Abb. 16: Vesal auf der Pilgerfahrt nach Jerusalem ... 40
Abb. 17: William Harvey ... 41
Abb. 18: Der Venendruckversuch zum Nachweis des venösen Blutflusses von distal (Peripherie) nach proximal (zum Herzen) ... 42
Abb. 19: Vorstellungen Harveys über das Auslösen der Kontraktion des rechten Vorhofs ... 111
Abb. 20: Vorstellungen Harveys über die Auslösung der Kontraktionen des Herzens und der Energie für den Bluttransport im kleinen (1-6) und großen (7 und 8) Kreislauf ... 112
Abb. 21: Kapillarnetz im Körpergewebe ... 117
Abb. 22: Längsschnitt durch das Herz ... 123
Abb. 23: Klappen während der Systole ... 124
Abb. 24: Klappen während der Diastole ... 125

Abb. 25: Querschnitt unterhalb der Klappenebene zur Darstellung der Herzmuskulatur 125
Abb. 26: Muskulärer Aufbau der Ventrikel, innere Schichten 126
Abb. 27: Muskulärer Aufbau der Ventrikel, äußere Schichten 126
Abb. 28: Reizleitungssystem und EKG des Herzens 127
Abb. 29: Blutversorgung des Herzens (Vorderseite) 128
Abb. 30: Blutversorgung des Herzens (Rückseite) 128
Abb. 31a: Drücke und Volumina der linken Herzseite 129
Abb. 31b Drücke und Volumina der rechten Herzseite 129
Abb. 32: Berechnung des Wirkungsgrades des Herzens 130
Abb. 33: Herz und Kreislauf 131
Abb. 34: Verzweigung des Gefäßsystems 131
Abb. 35: Durchmesser der Gefäße 132
Abb. 36: Anzahl der Gefäße 132
Abb. 37: Blutgeschwindigkeit in den Gefäßen 133
Abb. 38: Blutdruck und Pulsverhalten im Körper- und Lungenkreislauf 134
Abb. 39: Aufteilung des Blutes im Gefäßsystem 134
Abb. 40: Wandschichten einer Arterie 135
Abb. 41: Verteilung der Gewebe in den verschiedenen Gefäßen 136

Tabellenverzeichnis

Tab. 1: Aufteilung des Blutes im Gefäßsystem 135
Tab. 2: Kreislaufregulation 137
Tab. 3: Kreislaufregulation 138
Tab. 4: Kreislaufregulation 139
Tab. 5: Kreislaufregulation 140
Tab. 6: Die Entdeckung des Blutkreislaufs und ihre Auswirkungen 158
Tab. 7: Die Entdeckung des Blutkreislaufs und ihre Auswirkungen 159

1. Einführung

Vielleicht die älteste Darstellung des Herzens stammt aus der Zeit um 30 000 v. Chr. auf einer paläolithischen Felszeichnung eines Mammuts in den Pindal-Höhlen von Asturien/Spanien (Abb. 1).

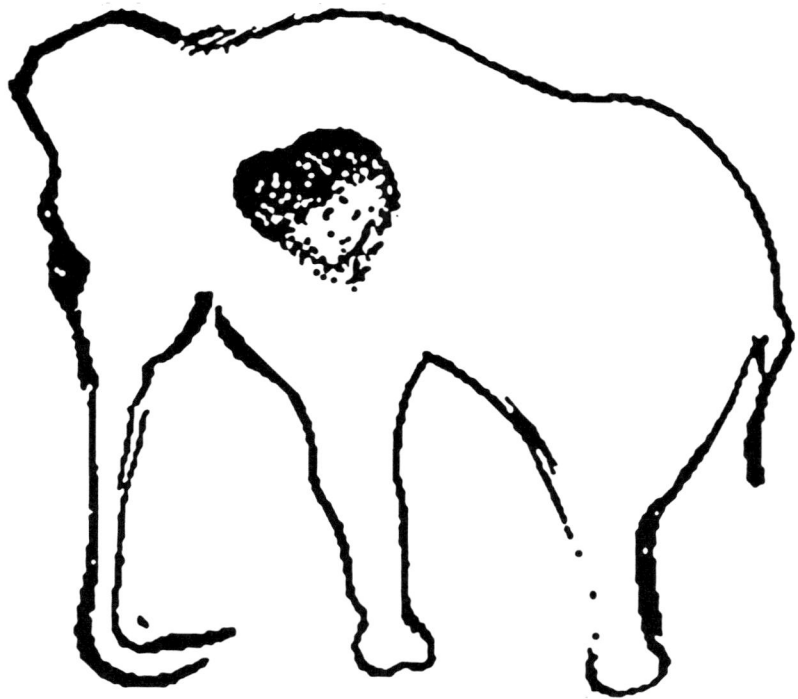

Abb. 1: Paläolithische Felszeichnung eines Mammuts mit herzförmiger Markierung (Pindal-Höhlen, Asturien/Spanien)

(aus: Pierre Vinken: The shape of the Heart, Elsevier Science, Amsterdam, 1999)

Die Höhle wurde durch den französischen **Abbé Henri Breuil** entdeckt. Er machte vor Ort eine Zeichnung des Mammuts, ging aber davon aus, dass die Markierung am Oberkörper des Tieres nicht das Herz sondern das Ohr darstelle. Er beschrieb die Stelle als große, mehr oder weniger herzförmige Markierung in der Mitte des Körpers, die den Ohrlappen darstellt.

Ihm wurde später durch Jäger suggeriert, dass die Markierung das Herz bezeichne, weil auf einem Gemälde eines Elefanten in einer Höhle Südfrankreichs in der späteren Zeit drei Pfeile oberhalb der linken Schulter die Stelle bezeichnen, wo das Tier getroffen werden muß, damit es am leichtesten zusammenbricht. Breuil widersprach nicht, nahm jedoch nie an, dass die Maler das Herz dargestellt haben. Auf dem Originalfoto (Abb. 2) ist die Stelle auch nur angedeutet auszumachen, so dass mehrere Deutungen möglich werden.

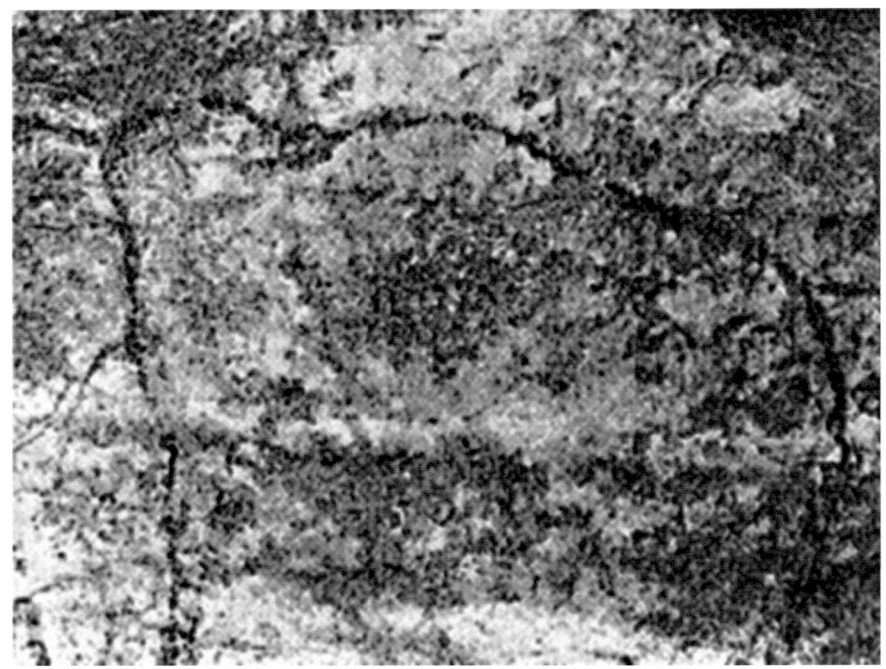

Abb. 2: Originalfotographie einer paläolithischen Felszeichnung eines Mammuts (Pindal- Höhlen, Asturien/Spanien)

(aus: Pierre Vinken: The shape of the Heart, Elsevier Science, Amsterdam, 1999)

Viele Jahre später gab Breuil zu, dass er die Zeichnung des Tieres nur unter schwierigen Bedingungen in der engen, dunklen Höhle angefertigt habe und dass die Markierung eher dreieckig mit einer eher flachen als herzförmigen Begrenzung ausgeführt war.

Glaubhafter ist die 3000 Jahre alte zweiteilige Keramik-Figur aus Mexiko (Abb. 3), wo der Torso eine herzförmige Gestalt hat und mit drei abgehenden Gefäßen, zwei Kammern und einer Längsfurche dargestellt ist.

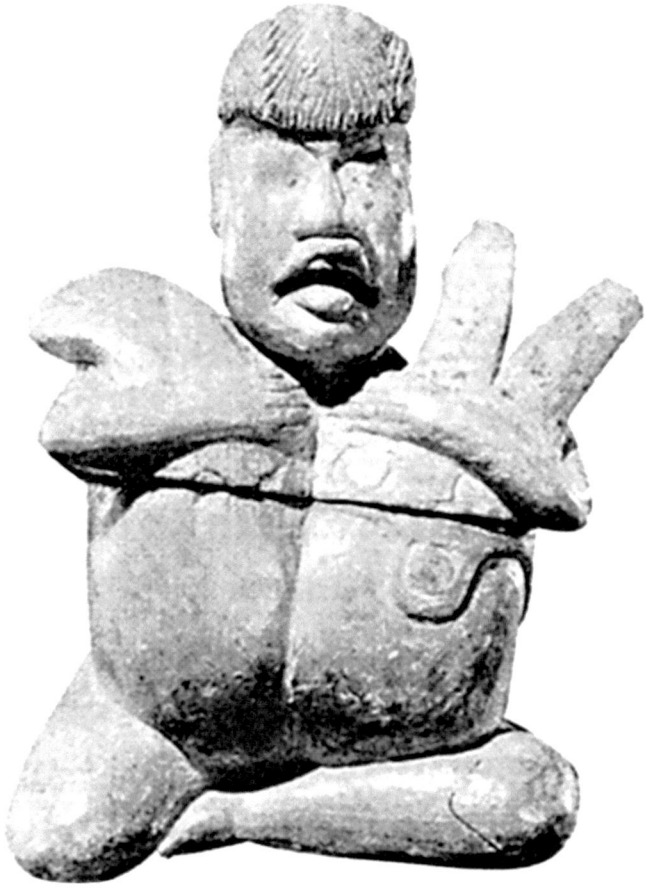

Abb. 3: Altmexikanisches herzförmiges Opfergefäß
(aus: Pierre Vinken: The shape of the Heart, Elsevier Science, Amsterdam, 1999)

In der Folgezeit kam es im frühen Ägypten und in anderen Ländern zu weiteren Darstellungen des Herzens (Abb. 4), jedoch erst später zu Überlegungen über einen Blutkreislauf.

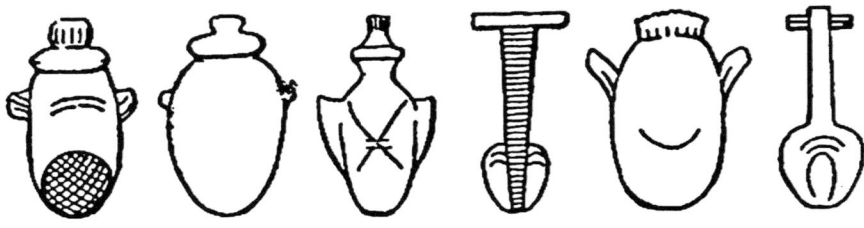

Abb. 4: Darstellungen des Herzens im frühen Ägypten

(aus: Pierre Vinken: The shape of the Heart, Elsevier Science, Amsterdam, 1999)

2. Die Entdeckung des Blutkreislaufs (1, 6, 8)

2.1 Erste Entdeckung

In dem seltensten chinesischen Lehrbuch der Medizin, dem „Goldenen Buch": „Huang-ti Nei-ching" aus der Zeit zwischen 2697 und 2597 v. Chr. wird erstmalig eine kreisförmige Bewegung des Blutes im menschlichen Körper beschrieben. Das Buch enthält Fragen des Kaisers Huang-Ti und Antworten seines Ministers Chi-Po über Physiologie, Pathologie und allgemeine Krankheitslehre. Das Alter des Buches ist allerdings nicht gesichert. Wenn es aber aus der Zeit um 2000 v. Chr. stammen sollte, wäre es immer noch die erste Beschreibung.

Das Buch ist allerdings nur sehr schwer zu verstehen und der chinesische Arzt **Backing-Liang-Chanhai**, der es ins Deutsche übersetzte, weist darauf hin, dass er nicht alle Kapitel übersetzen konnte.

Die kreisförmige Bewegung des Blutes im menschlichen Körper bezieht sich auf Thema 39, Kapitel 11: Es bestehen Blutbahnen ohne aufzuhören und sie zirkulieren ununterbrochen. Nach Thema 10, Kapitel 3, beherrscht das Blut sämtliche Blutbahnen und das Blut des ganzen Körpers gehört dem Herzen an.

Es werden drei Arten von Gefäßen unterschieden: Hauptgefäße, Verbindungsgefäße und Kapillaren der Haut (Enkelgefäße). Unter Ying und Yang wird auch das arterielle und venöse Blut verstanden.

Auf die Frage des Kaisers Huang-Ti, warum das ausfließende Blut manchmal spritze und manchmal etwas schwärzlich und trüb sei, lautete die Antwort seines Arztes: *„Das Blut, das mehr Ying Pneuma enthält, ist nicht so klebrig und spritzt deshalb bei der Punktion. Dasjenige Blut hingegen, in welchem sich das Yang Pneuma anhäuft und hier länger verweilt, wird dann schwärzlich und trüb und spritzt auch nicht."*

Hier ist ein Blutkreislauf beschrieben, von dem man sich vorstellen kann, dass das Blut vom Herzen in die Arterien des gesamten Körpers fließt und dann über die Venen zum Herzen zurückkehrt. Dies würde dem großen oder Körperkreislauf entsprechen.

Man könnte weiter spekulieren, dass dem Unterschied zwischen venösem und arteriellem Blut eine Erneuerung über die Lungen zugrunde liegt und ein kleiner oder Lungenkreislauf existiert, in dem das Blut vom Herzen zur Lunge und wieder zurück zum Herzen fließt.

Damit wäre der gesamte Kreislauf bereits schon vor Christi Geburt entdeckt gewesen (Abb. 5).

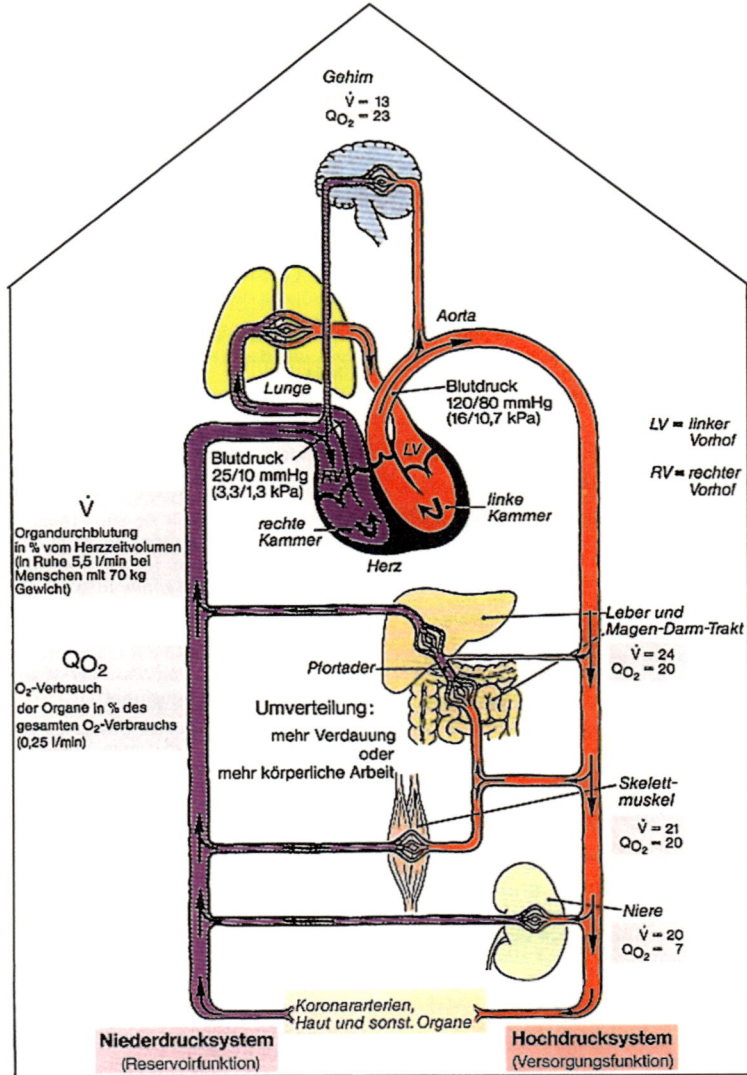

Abb. 5: Moderne Darstellung des kleinen und großen Blutkreislaufs des Körpers

(aus: S. Silbernagl, A. Despopoulos: Taschenatlas der Physiologie, Thieme Verlag Stuttgart, 1979)

Aus der Entdeckung entwickelten sich jedoch keine praktischen Folgerungen, sodass man annehmen muss, dass die Entdeckung wieder in Vergessenheit geriet.

2.2 Erneute Entdeckungen in der Antike

Die Geschichte der Entdeckung des Blutkreislaufs begann erneut in der Antike mit **Hippokrates** (460-380 v. Chr.).

Dass Hippokrates bereits den Blutkreislauf kannte, wird bezweifelt. Man beschreibt zu der Zeit zwei Kammern, während die Vorhöfe nicht besonders erwähnt werden; sie werden nur als Erweiterungen der großen Venen aufgefasst. Die rechte Herzkammer und die Venen enthalten Blut, während die linke Herzkammer und die Arterien nicht Blut sondern Luft führen. Die Funktion der Herzklappen ist unklar, und sie lassen nicht auf einen Blutkreislauf schließen.

Nach **Aristoteles** (384-322 v. Chr.) besitzt das Herz drei Herzkammern und ist der Ursprung aller Gefäße. Das Herz ist die Quelle jeder Bewegung. Durch die im Herzen entstehende Wärme wird das Blut erwärmt und durch Aufwallung stoßartig in die Gefäße befördert.

Das Herz erzeugt aber auch das „eingeborene Pneuma", welches die Seele zur Ausführung der Bewegung ist.

Die Lungen, das Herz umgehend, dienen zur Abkühlung des Herzens (Abb. 6), das Gehirn zur Reinigung und Abkühlung des Blutes.

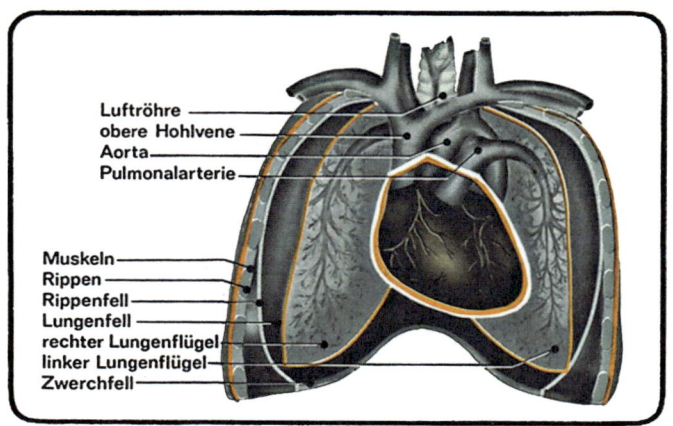

Abb. 6: Moderne Darstellung des Brustkorbs, die zeigt, wie die Lungen das Herz umgeben

(aus: W. Bleifeld, C. Kramer, K. Meyer-Hartwig (Hrsg.): Klinische Physiologie, Lehrtexte für Medizin & Technik, Verlag Gerhard Witzstrock, Baden-Baden, Köln, New York, 1978)

Nach Aristoteles ist somit das Herz das Prinzip des Lebens und es gibt keine Herzkrankheiten, da diese mit dem Leben nicht vereinbar wären.

Herophilos (verst. etwa 280 v. Chr.) geht von mehreren Hohlräumen des Herzens aus (Abb. 7). Nach seiner Ansicht enthalten die Arterien Luft. Das Herz ist der Sitz der Wärme. Er beschrieb verschiedene Pulsqualitäten, wobei er wohl als erster die Herzfrequenz mit einer Wasseruhr bestimmte.

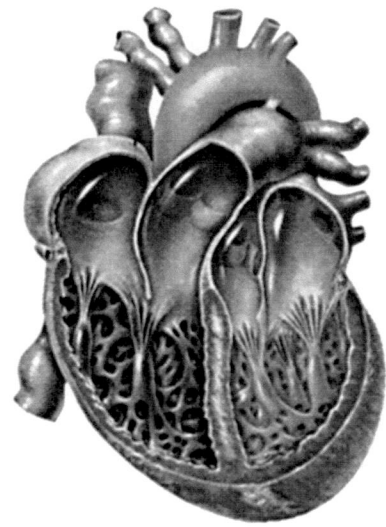

Abb. 7:   Darstellung des Herzens, die mehrere Hohlräume vortäuscht

(aus: W. Bleifeld, C. Kramer, K. Meyer-Hartwig (Hrsg.): Klinische Physiologie, Lehrtexte für Medizin & Technik, Verlag Gerhard Witzstrock, Baden-Baden, Köln, New York, 1978

Er bemerkte schon, dass die Lungenarterie auf der venösen Seite den Bau einer Arterie aufwies und nannte sie „arteriöse Vene".

Erasistratos (verst. etwa 250 v. Chr.) beschrieb als erster genauer die Herzklappen und ihre Funktion. Nach seiner Ansicht strömt aus der Lunge Pneuma zum Herzen und führt in der linken Herzkammer zur Entstehung des Spiritus vitalis, der in die blutleeren Arterien verteilt wird. Blut, das aus den Bestandteilen der Nahrung in der Leber gebildet wird, fließt in den Venen. Zwischen den blutführenden Venen und den luftgefüllten Arterien bestehen nach Erasistratos Anastomosen, denn bei der Eröffnung einer Arterie fließt Blut. Dies erklärte er mit dem „Horror vacui", der bewirkt, dass durch die Anastomosen Blut von den Venen in die Arterien übertritt.

Erasistratos erwähnt als erstes Leiden des Herzens und der Gefäße die Plethora, d.h. die Blutüberfüllung im Gefäßsystem.

Aus all diesen Kenntnissen schuf **Galenos von Pergamon** (129-199 n. Chr.) (Abb. 8) die erste tragfähige Theorie der Herz- und Kreislauffunktion, die weitgehend über die nächsten 1500 Jahre akzeptiert wurde. Er vertrat die Ansicht, dass der göttliche Gedanke eher und konkreter in der Biologie als in sakralen Mysterien zu erkennen sei.

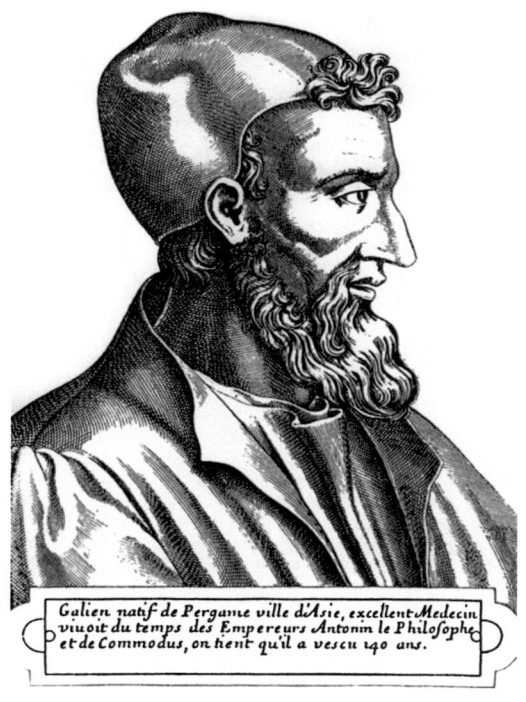

Abb. 8:   Galen von Pergamon, Medizinische Akademie, Paris

(aus R. Dumesnil und F. Bonnet-Roy (Hrsg.): Die berühmten Ärzte, Kunstverlag Lucien Mazenod, Editions contemporaines AG, Genf 1947)

Nach Galen weist das Herz zwei Hauptabteilungen und zwei häutige Anhänge, die Herzohren, auf. Aus der rechten Herzkammer entspringt die Vena arteriosa (heute Lungenschlagader) und in das linke Herz mündet die Arteria venosa (heute Lungenvene).

Aus der linken Herzkammer geht die Hauptschlagader (Aorta) ab.

Er beschreibt schon die 4 Klappen und ihre Funktion.

Das Herz besteht aus Längs-, Schräg- und Querfasern. Es handelt sich dabei nicht um Muskelfasern wie in der Skelettmuskulatur, sondern um muskelähnliche Fasern, die unwillkürlich arbeiten.

Die Querfasern des Herzens kontrahieren sich bei der Zusammenziehung des Herzens (Systole), die Längsfasern erweitern aktiv das Herz (Diastole). Der aktive Teil des Herzens ist somit nach Galen die Diastole, d.h. das Herz ist eine Saugpumpe.

Die Blutbildung und -bewegung wurde von Galen folgendermaßen erklärt (Abb. 9):

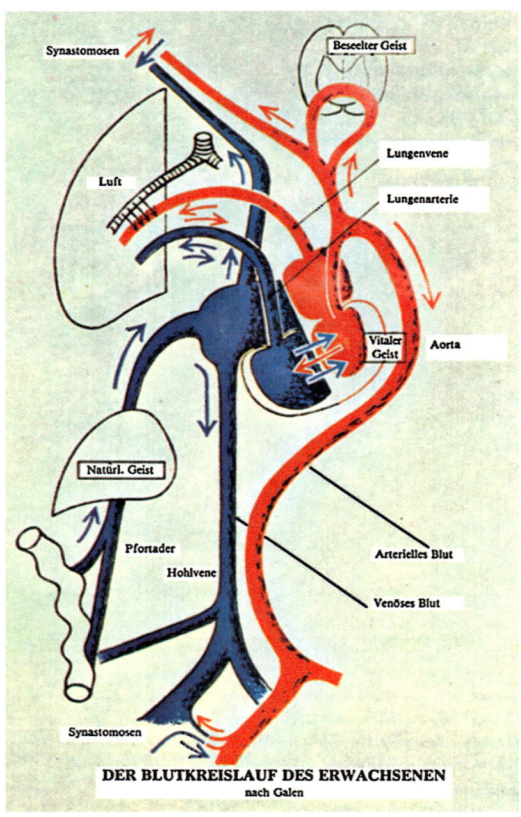

Abb. 9: Der „Blutkreislauf" nach Galen

(aus: R. Rullière: Die Kardiologie bis zum Ende des 18. Jahrhunderts In: Sournia, Poulet, Martiny (Hrsg.), Illustrierte Geschichte der Medizin, Band 3, Andreas & Andreas, Verlagsbuchhandel, Salzburg 1980)

Die Nahrungsstoffe aus dem Magen fließen der Leber zu, wo das Blut gebildet wird. Dieses gelangt, teils aufwärts fließend durch die Hohlvene zur rechten Kammer, teils durch die sonstigen Venen in einer hin- und herwogenden Bewegung peripherwärts zu den Organen, wo es versickert und zur Ernährung verbraucht wird.

Das Blut, das zur rechten Herzkammer gelangt, fließt teils über ein Gefäß zur Ernährung der Lunge, teils durch Poren der Herzscheidewand in die linke Herzkammer. Die linke Herzkammer saugt in der Diastole Pneuma aus der Lunge und damit auch Blut aus der rechten Herzkammer. In der linken Herzkammer wird das Blut erwärmt, wobei der „Spiritus naturalis" aus der Leber, der in der Leber dem Blut beigemischt ist, durch die eingepflanzte Wärme (Calor innatus) der linken Herzkammer zum „Spiritus vitalis" wird. Der Spiritus vitalis strömt aus der linken Herzkammer durch die Arterien in den Körper und belebt den gesamten Organismus.

Galen ging davon aus, dass das Blut ständig neu gebildet wird und sich verbraucht.

Eine Kreisbewegung des Blutes sah er nicht.

Die Kernpunkte der Galenschen Herz-Kreislauftheorie sind somit folgende:
- Die Blutbildung erfolgt in der Leber aus der Nahrung über den Darm.
- Die Blutströmung in den Venen erfolgt peripherwärts zur Ernährung der Organe.
- Die Blutströmung erfolgt auch über die untere Hohlvene in die rechte Herzkammer.
- Blut aus dem rechten Herzen fließt zur Ernährung in die Lunge.
- Blut strömt von der rechten Herzkammer durch unsichtbare Poren in die linke Herzkammer.
- In der linken Herzkammer kommt es zu einer Mischung von Luft aus den Lungenvenen und Blut aus der rechten Herzkammer.
- Das Blut wird in der linken Herzkammer erhitzt und Rauch entweicht über die Lungen, wo er ausgeatmet wird.
- Das in der linken Herzkammer aufbereitete Blut gelangt über Aufwallung über die Hauptschlagader in die Körperarterien.
- Dadurch erfolgt eine Wärmeverteilung im Körper über die Arterien.
- Längs der Arterien und Venen und an den Enden erfolgt ein Austausch von Wärme und Stoffen.
- Durch die Lunge wird Ruß abgeraucht und werden Stoffwechselprodukte ausgeschieden.
- Die Kühlung des Herzens erfolgt über die herzumgebende Lunge.

Vielleicht rührt von daher der Volksmund eines „kleinen, heißen, überschüttenden" bzw. „großen, kühlen und verschlossenen Herzens".

2.3 Die Entdeckungen im Mittelalter

Die Galensche Lehre überstand im Wesentlichen 1½ Jahrtausende. Man wagte nicht an der Autorität Galens zu zweifeln. Wesentliche Gründe für eine Nichtweiterentwicklung anatomischer und physiologischer Vorstellungen waren der Niedergang des römischen Reiches, das Eindringen der Germanen in den Kulturraum des Mittelmeeres, aber auch die Betonung des Jenseits im frühen Christentum.

Dazu kam, dass ein Teil der antiken Schriften verloren ging und erst wieder über die arabische, maurische oder byzantinische Medizin ins Abendland zurückkehrte.

Mit dem Niedergang des römischen Reiches und der Verlegung der Hauptstadt von Rom nach Byzanz, dem künftigen Konstantinopel durch Kaiser Konstantin den Großen begann das Mittelalter, das von 500 bis 1500 Jahre n. Chr. dauerte.

Das führte zu drei Kulturkreisen, die miteinander in Verbindung standen:

– das Byzantinische Reich
– die arabisch-islamischen Reiche
– das christlich geprägte Westeuropa

Die drei Kulturkreise übernahmen die Kultur und damit auch die medizinischen Vorstellungen der griechischen Antike.

Während in Byzanz zunehmend die Krankenpflege und das Krankenhauswesen entwickelt wurde, aber auch Fortschritte in der Diagnostik und Therapie (Pulslehre, Uroskopie, Rezeptsammlungen) erreicht wurden, kam es in den arabischen Reichen hauptsächlich durch **Avicenna ibn Sina** (980-1037) zu einer Zusammenfassung des damaligen medizinischen Wissens in einem fünfbändigen Werk, dessen Canon der Medizin die Theorie der Medizin, Arzneimittel und ihre Wirkungsweise, Pathologie und Therapie, Chirurgie und Allgemeinkrankheiten und Antidotarium (Gifte und Gegengifte) umfasste.

Im 13. Jahrhundert entwickelte der Kairoer Arzt **Ibn an-Nafis Quarasi** (1211-1288) die Blutkreislauflehre der Antike weiter. Er stellte in einem Kommentar zu einem „Canon" von Avicenna die Behauptung auf, dass die Herzscheidewand undurchlässig sei und das Blut nicht von der rechten zur linken Herzkammer fließe. Die Schrift Ibn an-Nafis wurde erst 1928 durch den ägyptischen Studenten Muhij ad-Din At Tata nei in der Berliner Stadtbibliothek durchgesehen und ins Deutsche übersetzt.

„Wir aber sagen – und Allah weiß es am besten: Da zu den Tätigkeiten des Herzens die Erzeugung des (Lebens-) Geistes gehört, und der aus sehr verfeinertem und mit Luftsubstanz stark gemischtem Blut besteht, so ist es notwendig, dass sich im Herzen sehr feines Blut und Luft vorfindet, damit der Geist aus dem aus ihnen beiden zusammen gemischten Körper entstehen kann. Das ist dort, wo der Geist entsteht, nämlich in der linken von den beiden Herzkammern. Ferner ist es unumgänglich, dass das Herz des Menschen und der gleich ihm mit Lungen ausgestatteten Lebewesen eine andere Kammer haben muß, in der das Blut verfeinert wird, damit es zur Mischung mit der Luft geeignet wird; denn wenn die Luft mit dickem Blut vermischt wird, so entsteht aus beiden zusammen kein homogener Körper. Diese Kammer ist die rechte von den beiden Herzkammern.

Wenn das Blut der rechten Kammer verfeinert worden ist, so muß es in die linke Kammer hinübergelangen, wo der (Lebens-) Geist entsteht.

Nun gibt es aber zwischen ihnen beiden keine Durchtrittsstelle; denn die Substanz des Herzens ist dort kompakt und hat weder eine sichtbare Durchtrittsstelle, wie es einige gemeint haben, noch eine unsichtbare, welche dem Durchtritt dieses Blutes dienen könnte, wie es Galenos geglaubt hatte. Denn die Poren des Herzens sind dort solide (undurchlässig), und seine Substanz ist dick. Daher muß dieses Blut, wenn es verdünnt ist, in der Vena arteriosa (Arteria pulmonalis) zur Lunge gelangen, damit es sich in ihrer Substanz ausbreite und mit der Luft mische, dass das feinste von ihm geklärt werde und dann in die Arteria venosa (=Vena pulmonalis) fließe, um in die linke der beiden Herzkammern befördert zu werden, nachdem es sich mit der Luft vermischt hat und dazu tauglich geworden ist, dass der (Lebens-) Geist aus ihm entstehe.

Was aber davon als wenig geläutert zurückbleibt, das verwendet die Lunge zu ihrer Ernährung" (1, S. 29).

„Das Bedürfnis der Lunge nach der Vena arteriosa (Pulmonalarterie) besteht darin, dass sie ihr Blut zuführt, welches im Herzen verdünnt und erwärmt worden ist, um sich, soweit es durch die Poren der Zweige dieses Gefäßes in die Hohlräume der Lunge durchfiltriert, mit der in diesen Hohlräumen befindlichen Luft zu mischen und sich mit ihr zu vereinigen. Aus der Gesamtheit dessen, was sich gebildet hat, entsteht ein Geist, sobald diese Vereinigung (Mischung) in die linke Herzkammer anlangt, zu der sie durch die Arterie venosa hingeleitet wird" (6, S. 8).

Ibn an-Nafis hing noch in großen Teilen der Galenschen Lehre an, denn er nahm an, dass in der linken Herzkammer Spiritus vitalis entsteht, der aus der Mischung von Blut und Luft aus dem so verfeinerten Blut entsteht. Er ging davon aus, dass aus dem dicken Blut aus den Venen bei der Mischung mit Luft kein Lebensgeist entstehen könnte. Erst wenn es in der rechten Herzkammer verfeinert wurde (wie auch immer), konnte es über die Lunge in die linke Herzkammer hinübergelangen.

Die entscheidende Überlegung Ibn an-Nafis war, dass er keine Verbindung zwischen rechter und linker Herzkammer annahm. Er sieht deshalb nur die Möglichkeit, dass Blut über einen Umweg von der rechten in die linke Herzkammer gelangt.

In der Lunge wird das Blut nicht verfeinert, sondern nur mit Luft gemischt. Darüber hinaus wird das Blut tauglich, dass Lebensgeist in der linken Herzkammer entsteht.

Damit hat der Autor den Sinn und die Bedeutung des kleinen Lungenkreislaufs zwar nicht vollständig erkannt, denn er ging davon aus, dass die Verfeinerung und Beseelung in den Herzkammern stattfindet, aber indem seiner Meinung nach die Luft aus der Lunge zur Beseelung notwendig ist, hat er die Bedeutung des kleinen Kreislaufs teilweise doch erkannt, denn er sah darin eine Möglichkeit, wie Blut aus der rechten Herzkammer zur linken gelangen kann, weil er den direkten Übergang für unmöglich ansah.

Die Heilkunde im christlich geprägten Westeuropa des frühen Mittelalters bestand nur noch in der Erhaltung und Interpretation antiker medizinischer Werke, die durch die Araber über Spanien, über Sizilien und Byzanz in die Bibliotheken der Klöster gelangten.

In den Klöstern wurde besonders in der Krankenpflege die Medizin praktisch ausgeübt (Klostermedizin). In den Klostergärten wurden Heilkräuter angebaut, aus denen Arzneimittel zubereitet wurden.

Allerdings wurde dem Ordensklerus auf dem Konzil von Clermont 1130 die heilkundliche Tätigkeit untersagt, auf dem Konzil von Tours 1163 den Mönchen die medizinische Ausbildung untersagt und 1215 auf dem IV Lateranischen Konzil dem Klerus generell die medizinische Ausbildung und ärztliche Tätigkeit verboten.

Im hohen Mittelalter des 11. und 12. Jahrhunderts erlangte die Medizin trotzdem wieder Bedeutung und es entstanden in Italien und Frankreich Universitäten, insbesondere in Bologna, Padua, Montpellier und Paris.

Im 13. und 14. Jahrhundert fand eine „Verschulung" der universitären Ausbildung statt (Scholastik), wobei im wahrsten Sinn des Wortes aus den Werken der antiken Autoritäten vorgelesen wurde. Eine praktische Ausbildung fand nicht statt. Stattdessen übte man sich in Begründungen und Beweisführungen autoritärer Dogmen (Dogmatismus).

Die Theorie über den kleinen Blutkreislauf könnte durch Andrea Alpago (?–1522) an der Universität Padua erstmals bekannt gemacht worden sein, der als Arzt des Venezianischen Konsulats von 1487 bis 1517 in Damaskus lebte und fasziniert vom Orient unermüdlich nach arabischen Manuskripten forschte und sie ins Lateinische übersetzte, darunter den „Canon medicinae" des Avicenna, die kritischen Kommentare mehrerer arabischer Ärzte zum „Canon" und auch das Werk Ibn al-Nafis (4).

In dieser Zeit des späten Mittelalters lebte **Miguel (Michael) Servetus (Servet)** (1511–1553). Er war Theologe und hat eher beiläufig in seinem theologischen Werk „Christianismi restitutio" (Wiederherstellung des Christentums) den kleinen Kreislauf erwähnt: *„Vorher muss hierfür die stoffliche Erzeugung des Lebensgeistes selbst erkannt werden, welcher aus eingeatmeter Luft und dem feinsten Blut zusammengesetzt und gespeist wird. Der Lebensgeist hat seinen Ursprung in der linken Kammer des Herzens, und die Lungen helfen vornehmlich bei seiner Erzeugung. Der Geist ist zart, durch die Wärme Kraft hervorgebracht, gelblichrot von Farbe, von feuriger Gewalt, so dass er ungefähr wie der lichte Dampf aus reinerem Blut ist und den Stoff des Wassers, der Luft und des Feuers enthält. Er wird erzeugt aus der in den Lungen durchgeführten Mischung von eingeatmeter Luft mit dem herausgearbeiteten, besonders feinen Blut, das die rechte Herzkammer der linken mitteilt. Diese Mitteilung findet aber nicht, wie gewöhnlich angenommen wird, durch die Mittelwand des Herzens statt, sondern in sehr kunstvoller Weise wird das besonders feine Blut aus der rechten Kammer des Herzens auf einem langen Wege durch die Lungen geführt; von den Lungen wird es vorbereitet, gelblich-rot gemacht und von der Vena arteriosa (= A. pulmon.) in die Arteria venosa (= V. pulm.) ergossen, dann wird es in dieser Art. ven. mit der eingeatmeten Luft gemischt und durch die Ausatmung von Staub gereinigt. Und so wird es schließlich völlig gemischt durch die Diastole von der linken Herzkammer angezogen, die das geeignete Gefäß für die Entstehung des Lebensgeistes ist.*

Dass so durch die Lungen hindurch die Mitteilung und Zubereitung vor sich geht, lehrt die Verbindung der Ven. art. (Art. pulm.) mit der Art. ven. (V. pulm.) in den Lungen. Die ansehnliche Größe der Ven. art. (Art. pulm.) bestätigt es; sie wäre nicht so und nicht so groß (geschaffen), sie würde auch nicht eine so große Menge reinsten Blutes unmittelbar vom Herzen zu den Lungen hinaussenden nur wegen deren Ernährung; auch würde das Herz den Lungen nicht in dieser Art dienen, zumal da vorher beim Embryo die Lungen anderswoher ernährt zu werden pflegen wegen jener Häutchen oder Klappen des Herzens, die bis zur Stunde der Geburt, wie Galen lehrt, nicht geöffnet sind. Also fließt das Blut zu einem andern Zweck vom Herzen zu den Lungen genau in der Stunde der Geburt und so reichlich. Auch wird von den Lungen zum Herzen nicht die Luft allein, sondern vermischt mit Blut geschickt durch die Art. ven. Also muß die Mischung in den Lungen geschehen. Jene gelblichrote Farbe wird dem mit Lebensgeist untermischten Blut von den Lungen gegeben, nicht vom Herzen. In der linken Herzkammer ist kein Raum für eine derartige und so reichliche Mischung, und jene Durcharbeitung (in der linken Herzkammer) reicht nicht aus für das Gelblichrotmachen. Schließlich ist jene Mittelwand, da sie der Gefäße und Möglichkeiten entbehrt, nicht geeignet für jene Zuteilung und Herausarbeitung, mag sie auch irgendetwas ausschwitzen können. Auf die gleiche kunstvolle Weise wie in der Leber die Überführung von der Pfortader zur Hohlader um des Blutes willen geschieht, findet auch in der Lunge der Übergang von der Ven. art. zur Art. ven. statt um des Lebensgeistes Willen" (1, S. 16).

Er ging noch von einem Lebensgeist aus, der sich aus der eingeatmeten Luft und dem feinsten Blut zusammensetzt und gespeist wird und durch die Wärme der linken Herzkammer entsteht. Die Lunge hat die Funktion, das Blut vom Staub zu reinigen. Die linke Herzkammer ist eine Saugpumpe. Auch ihm fiel auf, dass die Arteria pulmonalis nur zur Ernährung der Lunge zu kräftig ausgebildet ist. Durch seine ketzerische Schrift (Restitutio Christianismi) kam er 1553 mit der Inquisition in Konflikt. Er suchte Zuflucht bei dem Reformator Calvin in Genf. Dieser hielt seinen Unglauben für sehr schwerwiegend und ließ ihn verhaften. Im gleichen Jahr wurde er auf dem Scheiterhaufen verbrannt (8, S. 4).

Realdo Colombo (1516-1599) kam zu demselben Ergebnis, jedoch aufgrund von Vivisektionen:

„Das Herz den wichtigsten Organen nicht zuzuzählen, dürfte nicht möglich sein; jedoch ist es nicht das wichtigste, wie Aristoteles gemeint hat, der alle Tätigkeit in das Herz verlegte. In der Tat ist es die Quelle der Lebenswärme, und es macht den Lebensgeist vollkommener, nachdem er in den Lungen hergestellt worden ist. Darüber wirst Du ausführlicher hören, wenn über die Lungen und seine (=des Herzens) Tätigkeit gehandelt wird. Es ist aller Schlagadern Wurzel, Quelle und Ursprung...

Zwei Höhlen gibt es im Herzen, d.h. 2 Kammern, nicht 3, wie es dem Aristoteles schien. Von ihnen liegt die eine rechts, die andere links; die rechte ist viel größer als die linke. In der rechten ist natürliches Blut vorhanden, lebendiges aber in der linken. Das aber ist sehr schön zu beobachten, dass die Substanz des Herzens, welche die rechte Kammer umgibt, ziemlich dünn ist, links aber dick; das ist so eingerichtet einmal wegen des Gleichgewichtes, zum anderen, damit das Lebensblut, das sehr dünnflüssig ist, nicht herausschwitzt. Zwischen diesen Kammern befindet sich eine Zwischenwand, durch die, wie fast alle glauben, dem Blut der Zugang von der rechten in die linke Kammer offen steht; damit das (d.h. der Übergang) leichter geschehe, werde es (das Blut) um der Erzeugung des Lebensgeistes willen beim Durchgang verdünnt. Aber sie sind auf dem Irrwege! Das Blut wird nämlich durch die Vena art. (=Art.pulm.) zur Lunge geführt und dort verdünnt; dann zusammen mit der Luft durch die Art.ven. (=Vena pulm.) zur linken Herzkammer hinabgeleitet; das hat bisher niemand bemerkt oder aufgezeichnet, und doch hätte es sehr wohl von allen beobachtet werden können. Außer all dem, was bisher erwähnt wurde, gibt es beim Herzen noch 2 weitere Teile, welche man Ohren nennt, die aber dem Gehörsinn ganz und gar nicht dienen. Es sind also 2 Erhebungen, häutig und gekrümmt, von denen die eine die rechte, die andere die linke ist; und wiederum ist die eine größer, die andere kleiner, die eine der Hohlader, die andere der Art. ven. zugeordnet. Von diesen Ohren wird bei den Bewegungen des Herzens nicht wenig Gebrauch gemacht, damit nicht etwa, während das Herz sich bewegt, die Hohlader und die Art. ven., die selbst auch wie eine Vene gebaut ist, zerrissen werden, wenn sie sich nämlich allzu sehr mit Blut füllen. Gegen die Basis des Herzens zu, die recht breit ist, werden 4 Gefäße sichtbar, 2 bei der rechten Kammer, 2 ebenso bei der linken. In der rechten befindet sich die Hohlader und die Vena art., in der linken aber ist die Aorta und die Art. ven. vorhanden. Jedoch darfst Du nicht glauben, was viele gemeint haben, dass nämlich die Hohlader von hier ausgeht, wie es schon in der Abhandlung über die Venen gesagt wurde. Sie tritt nämlich nicht in das Herz ein, wie man fälschlich annimmt, sondern da sie dort gespalten und breit ist, haftet sie der Öffnung der rechten Kammer sozusagen an.

Auch die Vena arteriosa entspringt nicht aus dem Herzen, sondern aus der Leber; dass das wahr ist, wirst Du leicht bemerken, wenn Du acht gibst. Denn solange die Frucht im Mutterleib versteckt ist, werden wir beim Hineinschauen finden, dass die Hohlader mit der V. art. zusammenhängt. Soweit sie also Vene ist, entspringt sie aus der Leber, soweit aber arterienmäßig, aus dem Herzen. Denn das Herz ist aller Arterien Anfang. Sie tritt in die Lunge ein, um das Blut zu ihr zu bringen, durch das sie ernährt wird und das sie für das Herz umwandelt. Die genannte Vena art. ist ziemlich groß, sogar viel größer, als nötig wäre, wenn das Blut lediglich ein kleines Stück über das Herz hinaus zu den Lungen zu bringen wäre. Sie teilt sich in 2 Stämme nach der rechten und der linken Lunge, dann in verschiedene Zweige, wie, darüber wollen wir sprechen, wenn wir über die Lunge handeln werden.

In der Tat verliert sich die genannte Vene oder Membran nach dem Austritt des Kindes aus der Gebärmutter, und zwar deshalb, weil das Herz beginnt, seine Aufgabe zu erfüllen. Die Aorta, die aller andern Arterien Mutter ist, entspringt in der linken Herzkammer und steigt empor. Aber bevor wir den Verlauf dieser Schlagader verfolgen, müssen wir, wie mir scheint, von der Art. ven. sprechen, welche der linken Kammer zugeordnet ist. Sie wird Arterie genannt, weil sie dem

Lebensgeist und dem arteriellen Blut dient; venenartig aber heißt sie auch, weil sie den Bau, d.h. das Wesen einer Vene hat. Das Gefäß ist ansehnlich genug, dass es durch die Lungen hindurch wie die Vena art. aufgeteilt wird. Die Anatomen schreiben darüber (mit Verlaub möchte ich das sagen) wenig klug (wtl.: als wenig kluge), sie seien dafür da, dass sie die veränderte Luft zu den Lungen brächten, die wie ein Fächer dem Herzen Zuglüftchen zuführen und es abkühlen, nicht das Gehirn, wie Aristoteles glaubte. Eben diese (d.h. die Anatomen) meinen nämlich, sie (sie d.h. die Äste der Art. ven.) nähmen irgendwelche rauchigen Dämpfe auf (so nennen sie sie aus Unkenntnis der Sprachen), die aus der linken Kammer hervorkämen. Wie sehr ihnen diese Entdeckung gefällt, kann man kaum sagen, sie meinen doch gewiß, im Herzen gehe es zu wie in einem Ofen; als ob im Herzen grünes Holz vorhanden wäre, das Rauch von sich gäbe, wenn es brennt! So weit über ihre (d.h. der Art. ven.) Verwendung nach Meinung anderer Anatomen.

Ich aber bin genau entgegengesetzter Meinung: dass nämlich die besagte Art. ven. dafür geschaffen ist, das von den Lungen mit Luft gemischte Blut zur linken Herzkammer zu bringen. Das ist so wahr, wie etwas wahr sein kann. Denn nicht nur, wenn Du Leichen genau untersuchst, sondern auch bei lebenden Wesen wirst Du diese Arterie stets mit Blut gefüllt antreffen. Das träfe keinesfalls zu, wenn sie lediglich wegen der Luft und der Dämpfe geschaffen wäre. Deshalb kann ich mich über jene Anatomen nicht genug wundern, die eine so völlig klare Angelegenheit von so großer Bedeutung nicht bemerkt haben, für wie berühmt sie auch gelten, vielmehr von Ihresgleichen gehalten werden mögen. Aber ihnen genügt es, dass Galen es gesagt hat, als wären sie Schüler des Pythagoras. Ja, manche schwören sogar in unserer Zeit auf die Meinungen des Galen über die Anatomie und wagen zu behaupten, Galen müsse wie der Evangelist (d.h. wie das Evangelium) aufgefasst werden.Nichts in seinen Werken sei unwahr, und es ist erstaunlich, wie sie sich mit dieser Meinung brüsten und die ersten der Anatomen zum Pöbel werfen. Wie tadelnswert das ist, sieht jeder, wenn es auch keinen gibt, der niemals irrte. Aber davon nun reichlich genug!

Es ist also zu beobachten, dass an den Öffnungen der 4 Gefäße, welche sich an der Basis des Herzens befinden, 11 Häuchen vorhanden sind, welche dreigefurcht oder dreizipflig genannt werden: 3 sind es an der Hohlader, ebenfalls 3 an der Vena art., 3 an der Aorta genannten Schlagader, 2 an der Art. ven. Ihr Aussehen aber ist nicht gleich. Denn die an der Hohlvene und Art. ven. angebrachten sind in der Form verschieden von den Häutchen (d.h. Klappen) der großen Arterie und der Vena art. Diese nämlich erscheinen wie 3 Zeichen, welche von den Lateinern C genannt werden, die andern aber sind wie Pfeile. Wunderbar aber ist ihr Zweck und mit ihrer Hilfe lernen wir viel von dem, was sich auf die Kenntnis vom Zweck des Herzens und der Lungen bezieht. Wisse näm-

30

lich, ebenso sehr wie ihre Gestalt verschieden ist, so sehr ist ihre Verwendung verschieden. Die kleinen Öffnungen der Hohlader nämlich und nicht weniger die der Art. ven. führen vom Innern nach außen, um dem Hinausschaffen des Blutes zu dienen; dagegen führen aber die Mündungen der beiden andern Gefäße von außen nach innen, so dass sie offenbar zum Festhalten des eingeschlossenen Blutes bestimmt sind. Du musst festhalten, dass jene Mündungen, die sich von innen nach außen öffnen, von gewissen Fäden erfüllt sind, die sich hier und dort über die Kammer zerstreuen.Sie sind dazu geschaffen, dass sie (d.h. die Fäden) jene (d.h. die Membranen) zusammenhalten und befestigen. Durch sie (d.h. die Fäden) hat sich der große Aristoteles täuschen lassen, als er gemeint hat, dass diese Fäden, die ich nannte, Nerven seien. Daraus folgte, dass Aristoteles schriftlich hinterließ, das Herz sei der Anfang der Nerven, folglich auch der Empfindung und der Bewegung.

Um nun aber zu den oben genannten 4 Gefäßen zurückzukehren: 2 von ihnen sind so beschaffen, dass sie in das Herz hineinführen; das tritt aber ein, wenn sich das Herz ausdehnt; die beiden andern aber so, dass sie nach außen befördern, wenn sich das Herz zusammenzieht. Wenn es (d.h. das Herz) sich also ausdehnt, nimmt es das Blut aus der Hohlvene in die rechte Kammer auf, und ebenso das von der Art. ven. wie wir oben sagten, zubereitete Blut zusammen mit Luft in die linke. Deshalb senken sich jene Häutchen und geben den Eingang frei. Denn wenn das Herz sich zusammenzieht, schließen sie sich; damit das, was sie aufnahmen, nicht auf denselben Wegen wieder zurückweiche, schließen sich zu derselben Zeit sowohl die Häutchen der großen Arterie wie die der Vena art. und geben den Zugang frei für das mit Lebensgeist erfüllte Blut, das sich durch den gesamten Körper ergießt und für das natürliche Blut, des zu den Lungen geführt worden ist, Die Sache verhält sich immer so, wenn es (das Herz) sich ausdehnt, werden diejenigen (Membranen), welche wir früher erwähnten, geöffnet, die übrigen geschlossen. So wirst Du verstehen, dass das Blut, das in die rechte Kammer eingetreten ist, nicht in die Hohlvene zurückströmen kann. Aus dieser Lehre entnimm, dass das Herz keinesfalls der Körperteil ist, in dem das Blut entstehen kann, was Aristoteles glaubte, wenn er von der Hohlvene aus das Blut sich verteilen ließ. Dies (alles) aber ist wunderbar und höchst kunstvoll erschaffen.

Dies aber musst Du als Grundsatz in der Anatomie ansehen, dass alle Arterien vom Herzen ausgehen wie die Venen von der Leber und nicht anders vom Gehirn die Nerven. Aus der linken Kammer des Herzens also entspringt jene Schlagader, welche man Aorta nennt, Mutter aller andern Schlagadern und ziemlich groß. Ihrer Zusammensetzung nach ist sie dicht und weiß.; dicht nämlich zunächst deshalb, damit das mit Lebensgeist erfüllte Blut sich nicht leicht aus ihr verflüchtigen kann, dann, damit sie bei ihren Bewegungen nicht zer-

reißt. Es bewegt sich nämlich die Arterie dauernd, nicht von selbst, sondern wegen des Lebensgeistes." (1, S. 18)

Auch nach ihm ist das Herz noch die Quelle der Lebenswärme, die den Lebensgeist vollkommener macht, so dass in der rechten Herzkammer natürliches, in der linken lebendiges Blut vorhanden ist. Dabei erkannte er die Strömungsrichtung des Blutes anhand der Klappenfunktion, wobei er auch die Funktion des Halteapparates der Segelklappen schon richtig erkannte.

Über die Lunge schrieb Realdo Colombo:

„Aus der Tiefe aber hebt sich die Art. ven. etwas nach aufwärts und spaltet sich auch in einen rechten und linken Ast; dann verzweigt sie sich auf mancherlei Weise, indem sie sich den Zweigen der Art. asp. (d.h. Luftröhre) zugesellt; ebenso verhält sich die Ven. art. Diese 3 Gefäße aber werden von einer lockeren durchlöcherten und leichten Substanz umfasst; so entsteht die Lunge. Ihr Zweck ist es, wie die Anatomen richtig schreiben, das Herz abzukühlen, was sie bewirkt, indem sie ihm kalte Luft zuführt. Die Lunge ist außerdem für die Ein- und Ausatmung geschaffen und um der Stimme zu dienen. Alle diese Aufgaben der Lunge haben auch die gekannt, die vor mir darüber geschrieben haben. Dem füge ich noch eine andere (Aufgabe) von größter Bedeutung hinzu, woran sich niemand auch nur oberflächlich erinnert hat. Es ist die Bereitung und sozusagen Erschaffung des Lebensgeistes, der nachher im Herzen noch vervollkommnet wird.

Sie nimmt nämlich die durch Nase und Mund eingeatmete Luft auf; denn mit Hilfe der Art. asp.(d.h. Luftröhre) wird sie durch die ganze Lunge getrieben, und die Lunge mischt jene Luft mit dem Blut zusammen, welches aus der rechten Kammer des Herzens stammend durch die Vena art. weggeführt wird. Diese Vena art. ist außer dass sie das Blut für ihre (der Lunge) Ernährung führt, weit genug, um es zugunsten eines andern Zweckes befördern zu können. Dieses Blut wird infolge der unablässigen Bewegung der Lungen bewegt, verdünnt und mit der Luft vermischt, welche selbst durch Anprall und Brechung so vorbereitet wird, dass man die Mischung von Blut und Luft durch die Zweige der Art. ven. aufgenommen und endlich durch ihren Stamm zur linken Kammer des Herzens weggeführt wird. Sie (d.h. Blut und Luft) werden so innig untermischt und verfeinert weggeführt, dass dem Herzen nur noch wenig Arbeit übrig bleibt.

Nach dieser geringfügigen Bearbeitung, wobei sozusagen die letzte Hand an den Lebensgeist angelegt wird, bleibt ihm nur noch übrig, jene (d.h. Blut und Spiritus) mittels der Aorta durch alle Teile des Körpers zu verteilen.

Ich fürchte nicht, dass dieser neue Zweck der Lungen, den niemand von den Anatomen sich bisher hat träumen lassen, den Ungläubigen und den Anhängern des Aristoteles als widersinnig erscheinen muß; ich bitte sie inständig, sich die

Größe der Lunge anzusehen, welche ohne Lebensblut nicht bestehen könnte, da es keinen noch so kleinen Teil gibt, der es entbehren könnte. Wenn aber dies Lebensblut nicht in den Lungen entsteht, woher könnte es dann geschickt werden außer von der Aorta? Aber von der Aorta wird kein Zweig, weder ein großer noch ein ganz kleiner, zu den Lungen gesandt. Wie aber kann durch die Hohlvene oder die Art. ven. Lebensblut zur Lunge befördert werden, da keine von beiden schlägt?

Also ist, geneigter Leser, die genannte Vena art. dazu geschaffen, dass sie das auf die von uns beschriebene Art bereitete Blut in das Herz selbst hineinbringe, nicht damit sie es aus dem Herzen herausholt und wegführt. Zu dem Gesagten kommt auch noch die Überlegung hinzu, dass die Ärzte annehmen und durch lange Beobachtung belehrt sicher wissen, dass Blut aus den Lungen tropft, nicht nur, weil es mit dem Husten ausgeworfen wird, sondern auch weil es blühend, dünnflüssig und schön ist, was sie gewohnt sind, auch vom Blut der Schlagadern zu sagen. Wer diese Überlegungen ehrlichen Sinnes betrachten mag, wird sich dabei beruhigen und, das weiss ich, gestatten, dass der Wahrheit ihr Platz eingeräumt wird. Und dass Galen der große Philosoph, der Fürst der Ärzte, wenn wir von Hippokrates absehen, diesen Zweck der Lungen nicht gekannt haben soll, ist nicht wahrscheinlich. Zugegeben, er ist ein großer Philosoph und der größte Arzt; und doch ist es nicht wunderbar, dass ihm als Menschen dieses und manches andere verborgen geblieben ist.

Wahrlich eine gewisse Art von Menschen ist so verrückt und ungebildet, dass sie selber etwas Neues weder finden wollen noch können; außerdem unterschreiben sie sofort alles, was ein Arzt mit großem Namen geschrieben hat und weichen von seinen Lehren kein Tüttelchen ab. Du aber, geneigter Leser, gelehrten Männern ergeben, am meisten aber auf die Wahrheit bedacht, untersuche, ich beschwöre Dich, an Tieren, die Du, ich ermahne Dich nachdrücklich, lebendig sezieren musst, untersuche, sage ich, ob das, was ich gesagt habe, mit der Sache selbst übereinstimmt, denn bei diesen Tieren wirst Du eine derartige Art. ven. voll Blut finden und nicht voll Luft oder rauchigen Dampfs, wie sie mit Gottes Hilfe, sagen, und ihr fehlt ja auch der Puls. Denn der Puls geht vom Herzen aus, was der große Galen unübertrefflich bewiesen hat in dem Büchlein gegen Erasistratos: Ob Blut in den Arterien enthalten ist." (1, S. 25)

Danach dient die Lunge zur Kühlung des Herzens und der Stimmbildung, sowie der Erschaffung des Lebensgeistes. Wie das Blut von den Hohlvenen oder die Art. venosa zur Lunge befördert wird, bleibt offen.

2.4 Renaissance

Mit Servet und Colombo befindet man sich bereits im Zeitalter der Renaissance zwischen 1450 und 1700. Man nennt diese Epoche auch das Zeitalter der Revolutionen.

Die Entdeckung des kleinen Lungenkreislaufs durch Ibn an-Nafis erfolgte jedoch noch in der Zeit des Mittelalters im arabischen Raum.

Ob Servet und Colombo durch die Übersetzungen des Andrea Alpago an der Universität Padua Kenntnis hatten von den Arbeiten des Ibn al-Nafis oder ob sie die Entdeckung des kleinen Blutkreislaufs spontan gemacht hätten, bleibt eines der großen Geheimnisse der Medizingeschichte.

Genau genommen handelt es sich bei den Entdeckungen von Ibn an-Nafis, Michael Serveto und Realdo Colombo nicht um die Entdeckung eines Kreislaufs, sondern nur darum, dass das Blut von den Hohlvenen und der rechten Herzkammer über die Lungenarterie in die Lunge und von dort über die Lungenvene in die linke Herzkammer fließt. Einen Kreislauf stellt dies noch nicht dar und Voraussetzung dafür wäre der große Kreislauf oder Körperkreislauf gewesen. Dieser wurde jedoch von keinem der drei Forscher angenommen, obwohl ohne diesen ein Lungenkreislauf ja nicht möglich wäre.

Ob vielleicht **Andrea Caesalpino** (1524-1603) einen Kreislauf vorgeahnt hat, darüber sind die Ansichten geteilt. Er spricht von einem *„perpetuus motus ex venis in cor et ex corde in arterias"* und verwendet den Begriff „Circulatio" (8, S. 4). Andererseits verteidigte er die Schriften und damit die Ansichten von Aristoteles (6).

Die logische Konsequenz der Entdeckung des Blutflusses von der rechten Herzkammer über die Lunge zur linken Herzkammer wäre die Entdeckung des großen oder Körperkreislaufs gewesen.

Da jedoch Ibn an-Nafis, Miguel Seveto und Real Colombo nur sahen, dass das Blut nicht von der rechten in die linke Herzkammer durch die Scheidewand des Herzens fließen kann, kamen sie auf den Umweg über die Lunge, was für sie ja noch keinen Kreislauf bedeutete. Dies wäre erst der Fall gewesen, wenn das Blut zur rechten Herzkammer zurückkehrt. Davon gingen sie jedoch nicht aus, sondern sie glaubten an die Entstehung des Blutes in der Leber und den Verbrauch des Blutes im Körper.

Erst der Wandel von der deduktivistischen zur induktiven Denkweise führte zu neuen Erkenntnissen. So führte eine direkte und wirklichkeitsentsprechende Betrachtungsweise zu einer exakten Beschreibung der Anatomie bei **Andreas Vesal** (1514-1564), zu neuen chemischen Vorstellungen in der Alchemie bei

Paracelsus (1493-1541) und zu neuen Methoden in der Chirurgie bei **Ambroise Paré** (1510-1590).

Leonardo da Vinci stiftete noch Verwirrung, als er Löcher in der Scheidewand entdeckte, von denen wir heute wissen, dass es sich um Herzfehler handelte; aber er blieb bei der Ansicht, dass sich Poren in der Scheidewand der Herzkammern finden. Er hinterließ eine Vielzahl anatomischer Zeichnungen von höchster Qualität, die auf vielen Sektionen gründen. Leonardo da Vinci ging in seiner Skizze des Herzens immer noch von der irrtümlichen Ansicht aus, dass die Septumarterien der Transportweg von der rechten zur linken Herzkammer darstellen (Abb. 10).

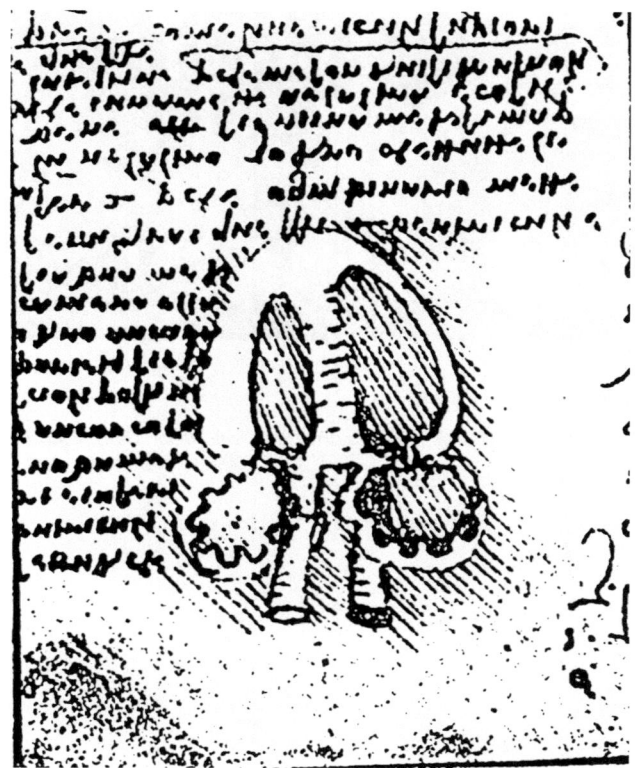

Abb. 10: Skizze des menschlichen Herzens durch Leonardo da Vinci.

(aus Joachim Staiger: Herz und Kreislauf im Wandel der Zeiten, H.A. Herchen Verlag, Frankfurt, 1992)

Auch **Andreas Vesal** (1514-1564), der Leichen von Gehenkten stehlen ließ (Abb. 11, Abb. 12), um sie sorgfältig zu sezieren und präparieren, stellte zwar fest, dass Galen die Anatomie der Affen lehrte und fand mehr als 200 Irrtümer, sah keine Poren in der Scheidewand des Herzens, bewunderte jedoch die Größe Gottes, die den Übertritt von Blut vom rechten zum linken Ventrikel zulässt.

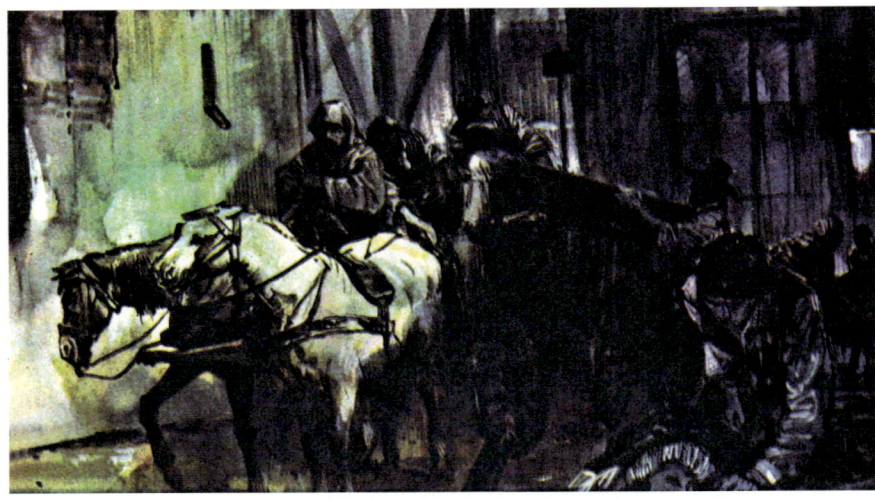

Abb. 11: Vesal ließ Gehenkte stehlen

(aus: La Vie aventureuse des Grands Medecins, Presse Bureau Junior 1974, Madrid)

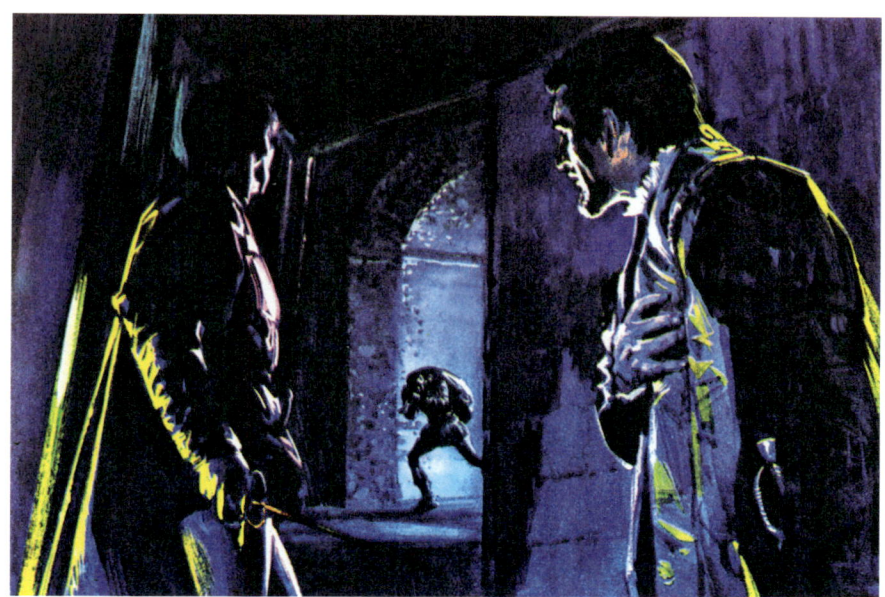

Abb. 12: Vesal ließ sich Leichen bringen

(aus: La Vie aventureuse des Grands Medecins, Presse Bureau Junior 1974, Madrid)

Bei Vesal wurde der Präpariersaal zur Stätte anatomischer Erkenntnis (Abb. 13) und diente nicht mehr einer Demonstration von Buchwissen (Abb. 14).

Als er bei einer Sektion feststellte, dass bei seinem Opfer das Herz noch schlug, wurde er von der Inquisition zu einer Pilgerfahrt nach Jerusalem verurteilt, von der er nicht zurückkehrte (Abb. 15, Abb. 16).

Abb. 13: Vesal bei der Demonstration anatomischer Kenntnisse

(aus: La Vie aventureuse des Grands Medecins, Presse Bureau Junior 1974, Madrid)

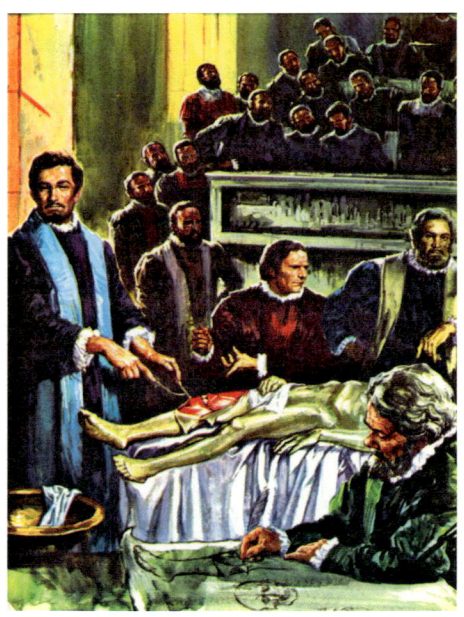

Abb. 14: Demonstration von antikem anatomischem Buchwissen

(aus: R. Rullière: Die Kardiologie bis zum Ende des 18. Jahrhunderts In: Sournia, Poulet, Martiny (Hrsg.), Illustrierte Geschichte der Medizin, Band 3, Andreas & Andreas, Verlagsbuchhandel, Salzburg 1980)

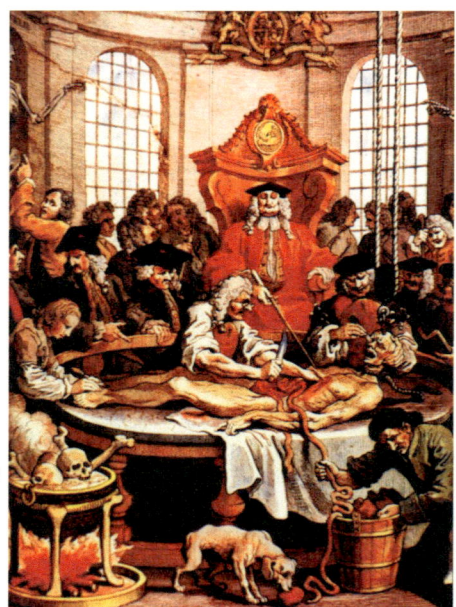

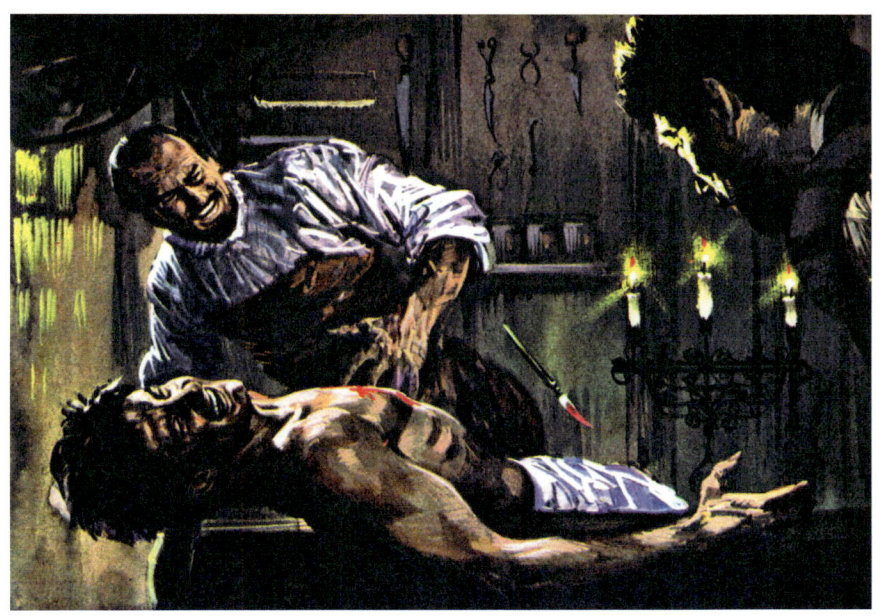

Abb. 15: Vesal obduziert einen Scheintoten
(aus: La Vie aventureuse des Grands Medecins, Presse Bureau Junior 1974, Madrid)

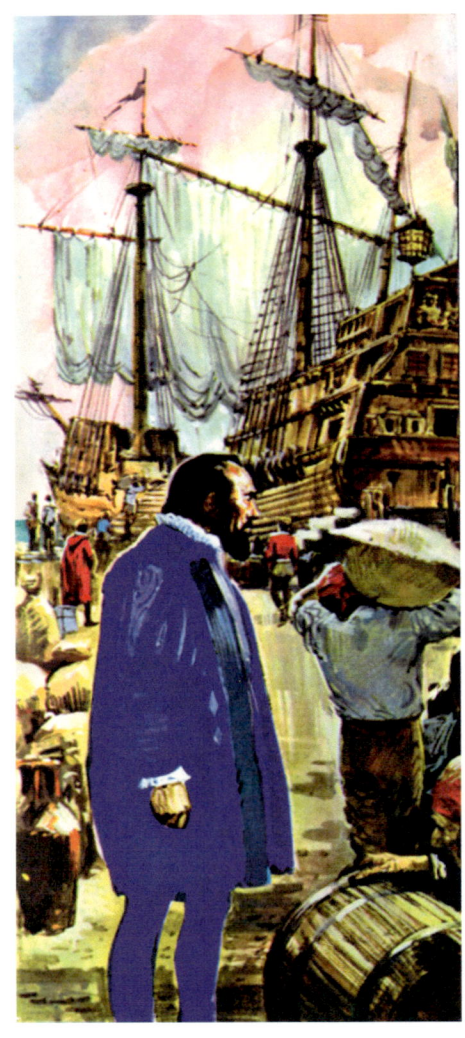

Abb. 16: Vesal auf der Pilgerfahrt nach Jerusalem

(aus: La Vie aventureuse des Grands Medecins, Presse Bureau Junior 1974, Madrid)

Realdo Colombo (1516-1559) blieb noch den antiken Vorstellungen verhaftet. So schnitt er am lebenden Tierherzen die Herzspitze ab, steckte vorsichtig seinen Finger in die linke Kammer und empfand eine außerordentliche Hitze.

Fabricius Ab Aquapendente (1537-1619) beschrieb zwar die Venenklappen, deutete sie jedoch nicht richtig. Er lehrte in Padua und erklärte die Funktion der Venenklappen als Hemmvorrichtung für den Venenblutstrom. Ab Aquapendente sah die Funktion der Venenklappen darin, dass das Blut von den peripheren Verzweigungen nicht zu stark in die proximalen Venenstämme zurückfließt.

William Harvey (Abb. 17) war Schüler von Fabricius Ab Aquapendente im Jahr 1593 und es war gerade die Deutung der Funktion der Venenklappen seines Lehrers, die ihn anregte, sich mit dem Blutkreislauf zu beschäftigen.

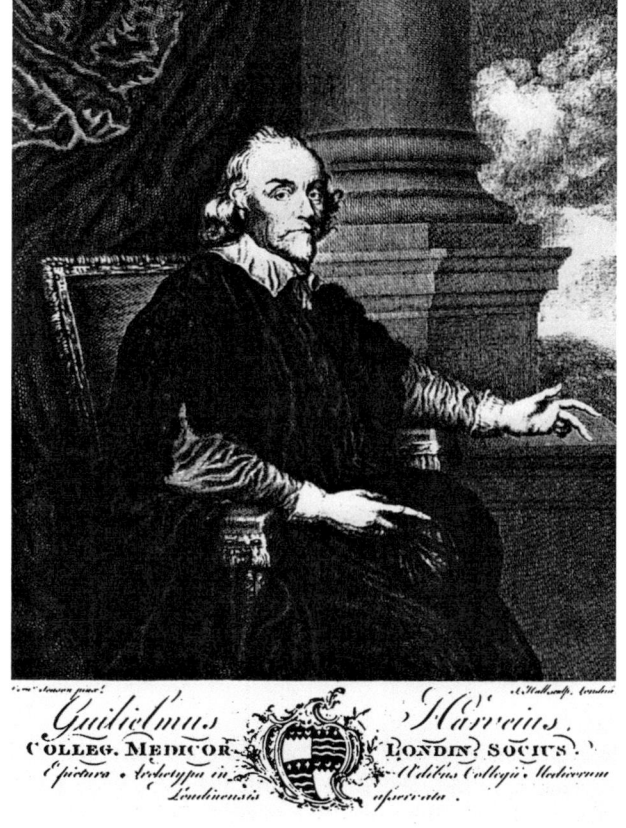

Abb. 17: William Harvey

(aus R. Dumesnil und F. Bonnet-Roy (Hrsg.): Die berühmten Ärzte, Kunstverlag Lucien Mazenod, Editions contemporaines AG, Genf 1947)

William Harvey deutet nämlich die Funktion der Venenklappen gerade anders, nämlich, dass sie den Fluss des Venenblutes zum Herzen fördern und den Rückfluss ins Gewebe verhindern.

Mit dieser Erkenntnis wurde die Flussrichtung in den Venen eindeutig von der Peripherie zum Zentrum festgelegt, und dies wurde für Harvey zum Ausgangspunkt seiner Blutkreislauftheorie (Abb. 18).

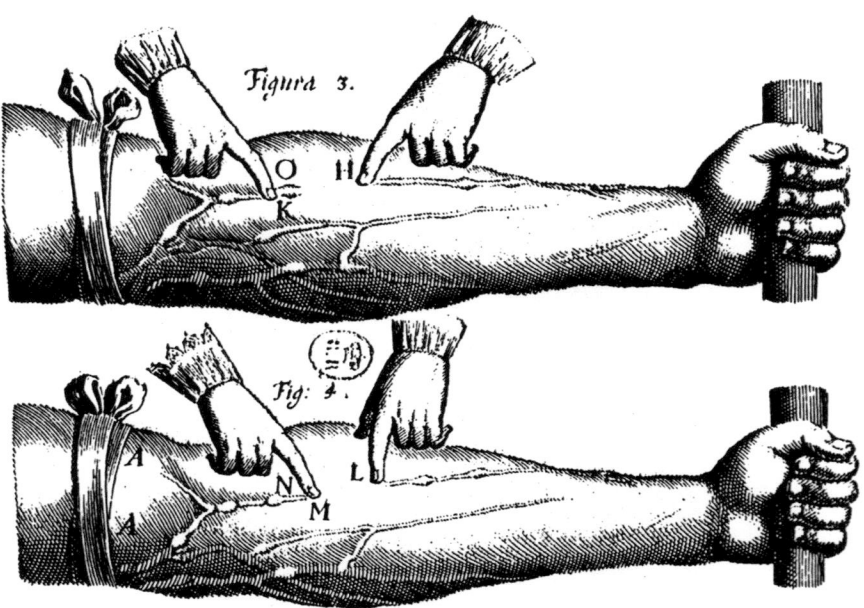

Abb. 18: Der Venendruckversuch zum Nachweis des venösen Blutflusses von distal (Peripherie) nach proximal (zum Herzen)

(aus: R. Rullière: Die Kardiologie bis zum Ende des 18. Jahrhunderts In: Sournia, Poulet, Martiny (Hrsg.), Illustrierte Geschichte der Medizin, Band 3, Andreas & Andreas, Verlagsbuchhandel, Salzburg 1980)

Fabricius Ab Aquapendente war noch ganz in der Lehre Galens verhaftet. So ging er davon aus, dass mit der Atmung Luft über die Vena pulmonalis in die linke Herzkammer gelangt, um dort das Feuer des Herzens zu unterhalten, es zu kühlen und die Rückstände (Fuligines) bei der Ausatmung zu beseitigen. Eine Hauptaufgabe der Lunge sah Aquapendente auch in der Mäßigung der Wärmebildung in der linken Herzkammer.

Die Funktion der Venen war nach ihm, die Organe perpherwärts zu ernähren. Das Herz hat Aquapendente nach Aussagen Harveys in seinen Vorträgen vernachlässigt. Diese Lücke gedachte Harvey zu schließen.

2.5 17. Jahrhundert

2.5.1 William Harvey: "Exercitatio Anatomica de Motu Cordis et Sanguinis in Animalibus" (2)

Dieses Jahrhundert wird durch die Entdeckung des großen oder Körperkreislaufs durch **William Harvey** (1578-1657) geprägt.

William Harvey entstammte einer sehr wohlhabenden und „sehr ansehnlichen" Familie in Folkestone in Kentchire. 1593, erst 15 Jahre alt, ging er an die Universität Cambridge. Sein Lieblingsfach war die Anatomie, wobei ihn besonders die Blutgefäße interessierten. In Padua untersuchte er Vögel, Frösche oder Kaninchen, um die Funktion der Venenklappen zu ermitteln. Er fand heraus, dass die Klappen in den Venen immer nur in Richtung auf das Herz offen waren. Er experimentierte an lebenden Tieren und erkannte, dass die Klappen Ventile waren, die nur eine Strömungsrichtung zuließen, nämlich in den Venen in Richtung Herz.

Als praktizierender Arzt machte er Beobachtungen an Patienten, führte aber auch weiterhin Tierexperimente durch.

So langsam reifte im Verlauf von zwei Jahrzehnten seine Theorie vom Blutkreislauf, die er 1628 in seinem Buch: *"Exercitatio Anatomica de Motu Cordis Et Sanguinis in Animalibus"*.

Eine Übersetzung seines Buches über den Kreislauf nach der Originalausgabe von 1628 (2, S. 38-48) ist im Folgenden widergegeben:

„Vorwort

Worin dargelegt wird dass das was bisher über die Bewegung und den Nutzen des Herzens und der Arterien geschrieben worden, nicht sonderlich zuverlässig ist.

Für den, welcher über Bewegung, Puls, Thätigkeit, Verrichtung und Nutzen des Herzens und der Arterien nachdenkt, ist es der Mühe werth, was früher von andern geschrieben worden, festzustellen, was insgemein gesagt und überliefert worden, zu beachten, damit das, was der Wahrheit gemäss berichtet worden, bewiesen: das was falsch durch anatomische Zergliederung, vielfältige Erfahrung, sorgfältige, und genaue Beobachtung verbessert wird.

Fast alle seitherigen Anatomen, Aerzte und Philosophen unterstellen, der Nutzen des Pulses sei dem der Athmung gleich, und sei nur in der e i n e n Hinsicht verschieden, dass jener der animalen, diese der vitalen Kraft entstammen: während sie [beide] im Uebrigen, sowohl in Bezug auf den Nutzen, als auf die Art der Bewegung sich gleich verhalten, wesshalb man versichert (wie Hieronymus Fabr. ab aqp. in seinem ganz neuerdings herausgegebenen Buche über die Athmung), es seien, weil der Puls des Herzens, und der Arterien zur Auslüftung, und zur Abkühlung nicht ausreicht; desshalb von der Natur die Lungen nächst dem Herzen hergerichtet worden. Daraus geht hervor, dass, was immer die Früheren über Systole, und Diastole, über Bewegung des Herzens und der Arterien gesagt haben mögen, sie – diess alles unter Rücksichtnahme auf die Lunge gelehrt haben.

Nun aber die Bewegung, und Beschaffenheit des Herzens sich anders, als die der Lungen verhält, anders die der Arterien, als die der Brust, so ist es wahrscheinlich, dass daraus, andre Verrichtungen, und Vortheile erwachsen, und dass der Puls und Nutzen des Herzens, und ebenso der Arterien sehr bedeutend sich von dem in der Brust und der Lunge unterscheiden. Denn wenn die Pulse denselben Zwecken dienen, wie die Athmung, und die Arterien während der Diastole Luft in ihre Höhlungen aufnehmen (wie man gang und gäbe sagt) und bei der Systole durch ebendieselben Poren, des Fleisches, und der Haut den Russ austreten lassen, und in der Zwischenzeit zwischen Systole, und Diastole Luft; und jederzeit entweder Luft, oder Spiritus, oder Russ enthalten. Was soll man dann dem Galen antworten, welcher ein Buch geschrieben hat [darüber], dass von Natur aus Blut, und nichts als Blut, thatsächlich weder Spiritus, noch Luft in den Arterien enthalten sei, wie man aus den Versuchen und Gründen in demselben Buche leicht schliessen kann. Und wenn bei der Diastole die Arterien von der aufgenommenen Luft gefüllt werden, indem bei grösserem Pulse, eine grössere Menge Luft eintritt: so muss als bei vorhandenem grösserem Pulse, wenn Du den ganzen Körper in ein, sei es Wasser-, oder Oel-Bad eingetaucht hast, der Puls sofort entweder kleiner oder viel langsamer werden: da es sehr schwer, wenn nicht unmöglich ist, dass durch die Masse des umgebenden Bades hindurch, die Luft in die Arterien tritt. Aehnlich, wenn alle Arterien, sowohl die tiefen, als die der Haut, zur selben Zeit, und mit gleicher Geschwindigkeit ausgedehnt werden; wie wird [dann] die Luft ebenso frei, und schnell durch die Haut, das Fleisch, und die Körpermasse in die Tiefe hindurchtreten können, wie durch die Haut allein. Und wie sollen die Arterien von Embryonen von aussen her Luft durch den mütterlichen Leib und den Uteruskörper hindurch anziehen? Oder auf welche Weise nehmen die Robben, Walfische, Delphinen, und das ganze Cetaceengeschlecht, und alle Fische in der Tiefe des Meeres durch die ungemessene Wassermasse hindurch während der Diastole, und Systole ihrer Arterien bei schnellem Pulse Luft ein, und [wie] lassen sie [dieselbe] austreten. Aber zu sagen, dass sie die im Wasser enthaltene

Luft aufnehmen und ihren Russ ins Wasser abgeben, [das] ist einer Erdichtung nicht unähnlich. und wenn bei der Systole die Arterien durch die Poren des Fleisches, und der Haut, den Russ aus den Höhlungen jener austreiben, warum nicht ebenso die Spiritus, von denen man sagt, dass sie auch in jenen enthalten seien, da [doch] die Spiritus um vieles dünner sind als der Russ. Und wenn die Arterien wie bei der Systole, so bei der Diastole Luft aufnehmen, und abgeben, gleichwie die Lungen bei der Athmung; warum thun sie dies nicht auch nachdem bei der Arteriotomie die Wunde geschlagen worden? Es ist bekannt, dass bei Durchschneidung der Trachea, Luft durch die Wunde in zwei entgegengesetzten Strömungen ein- [und] austritt: dass aber nach Durchschneidung der Arterie das Blut sogleich mit Gewalt in einem ununterbrochenen Strome ausgestossen wird, und Luft weder ein-, noch austritt, lehrt der Augenschein. Wenn die Pulse der Arterien die Theile des Körpers abkühlen, und das Herz selbst wie die Lungen auslüften; wie kann man [dann] gang und gäbe sagen, dass die Arterien vom Herzen aus in die einzelnen Theile mit Lebensgeist durchsättigtes Lebensblut abführen? wie mögen diese die Wärme der Theile befördern, die schlummernde wecken, und die gleichsam verlorne wiederherstellen, und warum erstarren, erfrieren (wenn du die Arterie gebunden hast) die Theile sofort nicht allein nicht, und [warum] auch hören sie nicht endlich auf, ernährt zu werden, was [doch] nach Galen der Fall ist, weil sie der Wärme, welche von oben her vom Herzen aus durch alle Theile geflossen war, beraubt worden seien: da doch daraus hervorleuchtet, dass die Arterien eher den Theilen Wärme, als Kälte, und Abkühlung bringen? Wie mag ausserdem die Diastole zugleich Spiritus, zur Erwärmung der Theile, vom Herzen anziehen, und zugleich Kühlung von aussen? Weiter sagen, obwohl sie versichern die Lungen, die Arterien und das Herz dienen denselben Zwecken, dennoch Einige, das Herz sei die Werkstatt der Spiritus, und die Arterien enthalten, [und] senden auch Spiritus fort: dass aber die Lungen Spiritus bereiten, oder zurückhalten verneinen sie entgegen der Ansicht des Columbus. Ja sogar mit Galen versichern sie, dass Blut, und nicht spiritus, in den Arterien enthalten sei, entgegen dem Erasistratus. Es scheinen jene Meinungen so sehr sich zu widerstreiten, und sich gegenseitig zurückzuweisen, dass unverdienterweise alle verdächtig werden.

    Dass Blut in den Adern enthalten sei, und dass die Arterien nur Blut führen, ist einestheils aus den Experimenten des Galen, anderntheils bei der Arteriotomie, dann bei Verwundungen ersichtlich, da auch Galen diess versichert, dass nach Durchschneidung einer Arterie an den meisten Stellen im Zeitraume einer halben Stunde die ganze Blutmasse aus dem ganzen Körper, mit großer und stürmischer Ergiessung entleert sein werde, das Experiment Galen's ist dieser Art. Wenn du (sagt er) mit einer Schnur die Arterie von zwei Seiten her gebunden hast, und nachdem sie [dann] der Länge nach durchschnitten worden, wirst du finden, dass das, was zwischen den beiden Ligaturen in den Arterien zurückge-

halten worden sein wird, nichts als Blut ist: und so gibt er zu, dass sie nur Blut enthalten. Daher ist uns auch ähnlich zu schließen erlaubt: wenn du dasselbe Blut, welches in [vorher] gebundenen und [dann] durchschnittenen Venen enthalten ist, gleicherweise in den Arterien gefunden hast (wie ich bei todten [Menschen] und andern Thieren oft erfahren habe), so können wir mit gleichem Grunde ebenso schliessen, dass die Arterien das gleiche Blut wie die Venen, und nichts ausser demselben Blute enthalten. Einige gestehen, während sie die Schwierigkeit zu lösen trachten, indem sie versichern, das Blut sei spirituös und arteriös, stillschweigend zu, dass es das Geschäft der Arterien ist, das Blut vom Herzen weg in den ganzen Körper zu bringen; und dass die Arterien mit Blut gefüllt sind: denn spirituöses Blut ist nichts desto weniger Blut: sogar [ist es] Blut wie [jedes] Blut, und dass das welches in den Venen fliesst, mit Spiritus versehen ist, läugnet Niemand. Wenn nun auch das Blut, welches in den Arterien enthalten ist, in reichlicherer Menge von Spiritus strotzt, so ist dennoch dafür zu halten, dass diese Spiritus vom Blut unzertrennlich sind, wie jene in den Venen, und, dass Blut, und Spiritus e i n e Masse ausmachen (wie Serum, und Butter in der Milch, oder die Wärme im warmen Wasser), mit welcher Masse die Arterien gefüllt sind, und [dass] die Arterien die Vertheilung dieser Masse vom Herzen aus bewirken, und diese Masse nichts anderes als Blut ist. Wenn man aber sagt, dieses Blut werde durch die Diastole der Arterien aus dem Herzen in die Areterien angezogen [angesaugt], so scheint man zuzugeben, dass die Arterien bei ihrer Ausdehnung mit jenem Blute gefüllt werden und nicht, wie früher [angenommen ward] mit der umgebenden Luft: denn, wenn man auch sagt, sie werden mit der umgebenden Luft gefüllt, wie und wann sollen sie [dann] das Blut aus dem Herzen aufnehmen? Wenn dies bei der Systole geschehen soll, so wird es unmöglich sein: dass die Arterien gefüllt werden, da sie angezogen [vollgesaugt] werden, oder dass sie gefüllt, und nicht ausgedehnt werden; wenn sie aber bei der Diastole, zu zwei entgegengesetzten Verwendungen, sowohl Blut, als Luft, als Wärme, als Kälte zugleich empfangen sollen; so ist das unwahrscheinlich. Weiter ist, wenn man versichert, die Diastole des Herzens und der Arterien geschehe zusammen und gleichzeitig die Systole [beider], so ist das eine von beiden unzukömmlich, denn wie soll, wenn zwei gegenseitig derart verbundene Körper zugleich ausgedehnt werden, der eine aus dem andern anziehen, oder der eine von dem andern etwas empfangen, wenn sie zugleich zusammengezogen werden? Ausserdem ist es wohl unmöglich, dass etwas einen andern Körper so in sich selbst anzieht, dass es ausgedehnt wird, da ausgedehnt werden ein passiver Vorgang ist, es sei denn so, wie wenn ein mit Kraft von aussen her zusammengedrückter Schwamm zu seiner naturgemäßen Beschaffenheit zurückkehrt.

 Dass aber so etwas bei den Arterien der Fall sein könne, ist schwer zu denken. Dass aber die Arterien ausgedehnt werden, weil sie wie Säcke und Schläu-

che gefüllt werden, und dass sie nicht, wie Blasebälge, gefüllt werden, das glaube ich leicht, und klar darlegen zu können, und vorher deutlich gezeigt zu haben: und doch lässt sich das Experiment Galen's im Buche quod sang. cont. in arter. dem entgegen halten. Er schneidet eine blossgelegte Arterie der Länge nach ein, und setzt eine Feder aus Schilfrohr, oder eine durchlässige Röhre ein, aus der einestheils das Blut nicht austraten kann, und durch welche anderntheils die Wunde geschlossen wird. So lange (sagt er) sich das derart verhält, wird die ganze Arterie pulsiren: sobald du aber, indem du eine, über die Arterie und das Rohr gelegte Schnur in eine Schlinge zusammenziehst, die Häute der Arterie auf das Schilfrohr befestigt haben wirst, wirst du die Arterie jenseits der Schlinge nicht mehr schlagen sehen. Ich selbst habe weder das Experiment des Galen angestellt, noch glaube ich, dass es am lebenden Körper wegen des Ausströmens des stürmisch andringenden Blutes richtig ausgeführt werden kann, noch wird die Röhre ohne Ligatur die Wunde schliessen: und ich zweifle nicht daran, dass Blut durch die Höhlung der Röhre weiter ausfliesst, dennoch scheint Galen durch dieses Experiment einestheils zu beweisen, dass die Pulskraft vom Herzen durch die Häute der Arterien sich verbreite, anderntheils, dass die Arterien, während sie ausgedehnt werden, seitens jener Pulskraft gefüllt werden, weil sie wie Blasbälge ausgedehnt werden,[dass sie aber] nicht ausgedehnt werden, weil sie wie Schläuche gefüllt werden. Aber das Gegentheil lehrt der Augenschein sowohl bei der Arteriotomie, als bei Verwundungen: denn das Blut wird mit Gewalt spritzend ausgetrieben, indem es abwechselnd bald weithin, bald näher ausfliesst, und das Spritzen geschieht bei der Diastole, nicht bei der Systole der Arterie.

Daraus geht klar hervor, dass die Arterie durch den Antrieb des Blutes ausgedehnt wird. Während sie selbst nämlich ausgedehnt wird, kann sie das Blut nicht mit so grosser Kraft forttreiben, vielmehr müsste sie dem, was gewöhnlich über den Zweck der Arterien gesagt worden ist, zufolge Luft durch die Wunde in sich anziehen. Auch die Dicke der Wandungen der Arterie kann uns nicht [die Ansicht] beibringen, dass die Pulskraft durch die Häute hindurch vom Herzen herkomme: denn bei einigen Thieren unterscheiden sich die Arterien in Nichts von den Venen, und an den äussersten Theilen des Menschen, und an kleinen Verzweigungen der Arterien, wie im Hirn, in der Hand etc. kann Niemand die Arterien von den Venen an ihren Häuten unterscheiden: denn beide haben dieselbe Haut: an einem an einer ein- oder angeschnittenen oder angefressenen Arterie entstandenen Aneurysma findet sich ganz dieselbe Pulsation, wie an den übrigen Arterien, und dennoch besitzt es nicht die Haut einer Arterie. Das bezeugt der sehr gelehrte Riolanus lib. 7 mit mir. Auch möge Niemand dafür halten, dass der Zweck des Pulses, und der Athmung derselbe sei, weil [die Pulsschläge] infolge derselben Ursachen, wie die Athmung, häufiger, grösser, schneller werden, wie durch Laufen, durch Zorn, im Bade, oder durch irgend *etwas das warm macht (wie Galen sagt). Denn es steht nicht allein jenes Experiment dem entgegen (was Galen zu lösen strebt), da durch übermässige Füllung die Pulse grösser, die Athemzüge kleiner werden; sondern es sind auch bei Knaben Pulsschläge häufig, während inzwischen die Athmung selten ist.*

Ebenso sind bei Furcht, und Sorgen, und Seelenangst, ja auch bei einzelnen Fiebern die Pulse schnell, häufig, die Athemzüge aber langsamer. Diese und ähnliche Unzuträglichkeiten sind die Folgen der über den Puls, und die Verrichtung der Arterien aufgestellten Ansichten: nicht weniger ist auch das, was über die Zwecke, und den Puls des Herzens versichert wird, von sehr vielen und unentwirrbaren Schwierigkeiten umgeben. Man versichert gewöhnlich, das Herz sei die Quelle, und Werkstätte des Spiritus vitalis, durch welche den einzelnen Theilen Leben mitgetheilt werde, und dennoch leugnet man die rechte Kammer bereite Spiritus, sondern [lässt sie] nur den Lungen-Nährstoff liefern, wesshalb, sagt man, den Fischen eine rechte Kammer fehlt, und überhaupt [so sagt man] fehlt sie all denen, welche der Lungen ermangeln: und [man versichert] dass die rechte Herzkammer, der Lungen wegen vorhanden sei.

1. Warum (frage ich), da die Beschaffenheit beider Kammern nahezu dieselbe, der Bau der Fasern, der Muskelchen, der Klappen, der Gefässe, der Ohren der gleiche ist und [da] jede der beiden bei Zergliederungen mit dem selben gleicherweise schwärzlichen, gleicherweise krümeligen Blute gefüllt ist: warum (sage ich) sollen wir, da beider Thätigkeit, Bewegung, Puls gleich ist, annehmen, dieselben seien zu verschiedenen, so sehr voneinander abweichenden Zwecken bestimmt worden? Wenn die drei dreizipfligen Klappen unterhalb des Eingangs der rechten Kammer, ein Hemmnis für den Rücktritt des Blutes in die Hohlvene sind, und wenn jene drei halbmondförmigen [Klappen] an der Mündung der Vena arteriosa vorhanden sind damit sie den Rücktritt des Blutes verhindern: warum sollen wir, da sie sich gleich verhalten, läugnen. Dass [dieselben] ebenso zur Verhinderung sowohl der Aus-, als des Rücktritts des Blutes in der linken Kammer vorhanden sind.

2. Und da [die Klappen] an Grösse, Gestalt, Lage, überhaupt sich fast gerade so, in der linken Kammer, wie in der rechten verhalten, warum sagt man, dass sie hier ein Hemmnis für den Aus- und Eintritt der Spiritus, im rechten aber für das Blut seien. Dasselbe gleiche Organ scheint nicht gleicherweise passend die Bewegungen des Blutes, und der Spiritus hemmen zu können.

3. Und da die Gänge, und Gefässe, nämlich die vena arteriosa, und die arteria venosa, sich gegenseitig an Grösse entsprechen; warum soll das eine zu besondrem, nämlich zur Ernährung der Lungen, das andre zu allgemeinem Gebrauche bestimmt sein.

4. Und wie ist es glaublich (wie Realdus Columbus bemerkt hat), dass so viel Blut zur Ernährung der Lungen nöthig sei, da dieses Gefäss, nämlich die Vena arteriosa, beide Cruralzweige der absteigenden Vertheilung der Hohlvenen an Grösse übertrifft.

5. Und warum (frage ich) soll der Puls der rechten Kammer nöthig sein, da die Lungen einander so nahe sind, und ein so weites Gefäss vorhanden ist, und sie selbst in beständiger Bewegung sind? Und warum soll die Natur, der Ernährung der Lungen halber, dem Herzen eine zweite Kammer anzufügen nöthig haben.

Da man sagt die linke Kammer ziehe Stoff, nämlich Luft und Blut, aus den Lungen, und aus dem rechten Herzraum, zur Vollendung der Spiritus, an; und vertheile zugleich spirituöses Blut in die Aorta: und sende von hier den Rest zurück, nämlich durch die Arteria venalis rückwärts in die Lungen, von dort Spiritus in die Aorta. Was liegt vor, das die Trennung bewirkt, und [bewirkt] dass hierhin nur Spiritus dorthin Russ neben der Durchmischung und Vermischung gehen? Wenn die dreizipfeligen Klappen den Austritt des Russes in die Lungen nicht verhindern, wie sollen sie dann die der Luft verhindern? Und wie werden die halbmondförmigen [Klappen] (bei der folgenden Diastole des Herzens) den Rücktritt des Spiritus aus der Aorta hindern? Und überhaupt, wie kann man sagen durch die Arteria venalis werde Blut aus der linken Kammer in die Lungen vertheilt, und die dreizipfeligen [Klappen] werden das nicht verhindern? Während man versichert hat, die Luft trete durch dasselbe Gefäss aus den Lungen in den linken Ventrikel ein, wollte man, jene dreizipfeligen Klappen seien ein Hindernis für den Austritt desselben? Guter Gott! Wie hindern die dreizipfeligen [Klappen] den Austritt der Luft, und nicht des Bluts.

Weiter, da man die Vena arteriosa, das weite, grosse mit der Haut einer Arterie versehene Gefäss, nur für besondern, und zwar für e i n e n Gebrauch (nämlich für Ernährung der Lungen) bestimmt hat: warum versichert man, dass die Arteria venalis von fast gleicher Grösse mit der weichen, schlaffen Haut einer Vene für mehrere, nämlich drei, oder vier Zwecke hergestellt sei: man will nämlich, dass durch sie Luft aus den Lungen in die linke Kammer durchtrete: man will gleicherweise, dass durch sie der Russ aus dem Herzen in die Lungen zurückkehre: man will, dass ein Theil spirituösen Bluts vom Herzen aus durch sie hindurch in die Lungen zu deren Wiederbelebung vertheilt werde.

Wenn man will, dass Russ und Luft durch dasselbe Rohr hindurch, jener vom Herzen weg, diese zum Herzen hin geführt werde; so ist die Natur [sonst]nicht gewohnt, zu so entgegengesetzten Bewegungen, und Zwecken e i n Gefäss, und e i n e n Weg herzustellen, noch kann man das irgendwo sehen.

Wenn man behauptet, Russ, wenn [man behauptet] Luft gehe auf diesem Wege fort, [und]zurück, wie durch die zu diesem Zweck ausgeschnittenen Bronchi der Lungen, oder durch die eingeschnittene Arteria venosa, so können wir weder Luft, noch Russ bei der Zergliederung finden, und woher sollen wir jene Arteria venosa stets mit dickem Blut, und nimmer mit Luft gefüllt sehen; da wir [doch] in den Lungen, Luft zurückbleiben sehen?

Wenn Jemand das Experiment des Galen machte, und einem noch lebendem Hunde die Trachea einschnitte, und mittels Blasbälgen mit Gewalt die Lungen füllte, und sie im ausgedehnten Zustand unterbände;so würde derselbe bald nach eröffneter Brust große Menge Luft in den Lungen bis zur äussersten Haut jener finden, aber durchaus keine weder in der Arteria venosa, noch in der linken Kammer. Wenn das Herz, beim lebenden Hunde, Luft aus den Lungen entweder anzöge, oder in die Lungen sendete, so müssten sie das noch mehr bei diesem Experimente thun. Ja, wer würde zweifeln, dass bei der anatomischen Sektion, während die Lungen der Leiche aufgeblasen sind, Luft sogleich hierhinein treten werde (wenn irgend Gänge vorhanden wären)? So hoch aber schätzt man diese Verrichtung der Arteria venosa, nämlich die dem Herzen aus der Lunge Luft zuzuführen: dass Hieron.Fabr.ab aquap. behauptet, dieses Gefässes wegen seien die Lungen vorhanden, und [jene] sei der vornehmste Theil der Lungen.

Aber ich bitte, wenn die Arteria venosa zur Abfuhr des Blutes bestimmt ist, warum hat sie die Beschaffenheit einer Vene?

Die Natur würde eher Röhren nöthig haben (und zwar ringförmige, wie die der Bronchi sind), damit sie immer offen stehen und nicht zusammenfallen, und damit sie ganz und gar blutleer bleiben, auf dass Flüssigkeit nicht den Eintritt der Luft verhindert, wie der Fall ist, wenn die Lungen an durch Bronchien verstopfendem oder nur in geringer Menge in diesen enthaltenem Schleim erkrankt sind, während wir unter Bildung von Zischen, oder Rasseln athmen.

Weniger zulässig ist jene Meinung, die während sie annimmt, es sei zweifacher Stoff (luftiger, und blutiger) zur Hervorbringung der spiritus vitales nothwendig, behauptet, Blut schwitze durch die unsichtbaren Porositäten der Herzscheidewand aus der rechten in die linke Kammer, [und]Luft werde durch ein grosses Gefäss, die Arteria venosa, aus den Lungen angezogen: und deshalb gebe es in der Herzscheidewand viele zur Weiterführung des Blutes geeignete Porositäten. Aber, bei Gott: es gibt keine Porositäten, noch können sie nachgewiesen werden.

Denn die Substanz der Scheidewand ist dichter, und fester als an irgend einem anderen Theile des Körpers mit Ausnahme der Knochen, und Nerven. Falls aber Öffnungen vorhanden wären, wie ist es möglich (da beide Kammern zugleich ausgedehnt, und erweitert werden) dass die eine etwas der anderen, oder die linke der rechten Blut entziehen könnte? Und weshalb soll ich glauben, dass die rechte nicht eher Spiritus aus der linken, als die linke Blut aus der rechten Kammer durch dieselben Öffnungen herauslocke. Ist es doch sicher wunderbar und ungereimt, dass Blut durch unsichtbare und verborgene, und Luft zu derselben Zeit durch sehr weite Gänge hindurch bequemer angezogen werde. Und *warum nimmt man, frage ich, für den Übertritt des Blutes in die linke Kammer zu verborgenen und unsichtbaren zweifelhaften Porositäten seine Zuflucht, wenn ein so offener Weg durch die Arteria venosa vorhanden ist? Fürwahr wunderbar ist es mir, dass man lieber einen Weg durch die dicke, harte, dichte, sehr feste Herzscheidewand als durch das weit offene venöse Gefäss, oder auch durch die lockere, schlaffe, sehr weiche, schwammige Substanz der Lunge herstelle, oder vielmehr erdichten wollte. Ausserdem, wenn Blut hätte durch die Substanz der Scheidewand durchgehn, oder aus den Kammern eingesogen werden können, wozu wäre eine Vene nöthig, und die Arteria coronalis mit ihren zur Ernährung der eigenen Scheidewand sich ausbreitenden Zweigchen? Folgendes ist der Beachtung äusserst werth, falls im Fötus (da [hier]alles lockerer, weicher [ist]) die Natur gezwungen war, Blut durch das eiförmige Loch hindurch in die linke Kammer aus der Hohlvene durch die Arteria venosa hindurch zu leiten: wie könnte es da wahrscheinlich sein, dass sie beim Erwachsenen durch die schon durch das Alter dichter gewordene Scheidewand hindurch dann bequem und ohne Schwierigkeit überleitet.*

Andreas Laurentius versichert auf die Autorität Galen's in de lo.affect.lib.6. cap.7. und die Erfahrung des Hollerius gestützt, und macht glaublich, dass seröse Flüssigkeiten der Brust, und in die Arteria venosa aufgenommener Eiter von Empyematischen durch die linke Kammer des Herzens und durch die Arterien mit Harn, oder Unrath des Unterleibes ausgetrieben werden könne, erzählt sogar zum Beweise den Fall eines Melancholikers, welcher öfter an Muthlosigkeit leidend durch Lassen von dunkelem, übelriechendem, scharfen Harn von dem Paroxysmus befreit worden war: als er an dieser Art Krankheit endlich gestorben war, kam, nach Eröffnung der Leiche, nirgends eine solche Substanz, wie er sie auspisste, weder in der Blase, noch in den Nieren zum Vorschein: aber sehr viel [davon] in der linken Herzkammer und in der Brusthöhle: weshalb er sich rühmt, er habe eine solche Ursache dieser Leiden vorhergesagt. Ich aber kann mich nur wundern, dass er, da er geahnt und vorausgesagt hatte, dass eine fremdartige Masse auf diesem Wege entleert werde: es nicht als zulässig entweder ansehen oder behaupten konnte oder wollte, dass auf denselben Wegen Blut naturgemäss aus den Lungen in die linke Kammer übergeführt werde.

Aus diesen und sehr vielen anderen Gründen ist also klar, dass es, weil das, was von den Früheren über die Bewegung, und die Verrichtung des Herzens und der Arterien vormals gesagt worden ist, dem, der etwas genauer untersucht, entweder unzulässig, oder dunkel oder unmöglich erscheint, just sehr nützlich sein wird, den Gegenstand etwas gründlicher anzusehen, die Bewegung der Arterien, und des Herzens nicht allein beim Menschen, sondern auch bei allen andern Thieren, die ein Herz haben, zu betrachten: vielmehr durch häufige Vivisektionen und viele Autopsien die Wahrheit zu erkennen, und zu erforschen."

Harvey hat seine tierexperimentellen Untersuchungen fortgesetzt und in seinen Schriften festgehalten (2, S. 49-116)

2.5.2 William Harvey: „Anatomisch-experimentelle Studie (eig.anat.Uebung) über die Bewegung des Herzens und des Blutes bei den Thieren"

„Erstes Kapitel:

Die Ursachen, durch die der Verfasser zum Schreiben bewogen wurde.

Als ich anfangs bei vielen Zergliederungen lebender Thiere (wie sie gerade zur Hand kamen) den Geist auf das Beobachten richtete, damit ich durch dieses Zweck und Nutzen der Herzbewegungen bei den Thieren nach Autopsie und nicht aus Büchern und Schriften andrer finde: habe ich sogleich die Sache ganz und gar beschwerlich und voller Schwierigkeiten gefunden, so dass ich (mit Fracastorius) beinahe der Meinung wurde, die Bewegung des Herzens sei Gott allein bekannt. Denn ich konnte nicht recht unterscheiden, weder auf welche Weise die Systole, oder die Diastole vor sich ging, noch wann und wo Erweiterung und Zusammenziehung vorhanden sei, wegen der Schnelligkeit der Bewegung nämlich, welche bei vielen Thieren mit der Schnelligkeit des Lidschlags, gleichsam wie ein vorüberschiessender Blitz, sich dem Auge darstellte, und auf der Stelle verschwand, so dass ich dafür hielt, ich sehe bald von dieser Seite Systole, von jener her Diastole, bald umgekehrt, bald unbeständig wechselnde, bald ungeordnete Bewegungen: wesshalb ich im Geiste unschlüssig ward, und nicht wusste, weder was ich selbst statuieren, noch was ich andern glauben sollte, und mich nicht verwunderte, dass Andreas Laurentius geschrieben, die Herzbewegung sei [so],wie das Fliessen und das Rückfliessen des Euripus dem Aristoteles [erschien].

Endlich glaubte ich, dass ich, der ich täglich mehr Untersuchung und Fleiss anwandte, durch Betrachtung vieler und verschiedenartiger Thiere, durch viele gesammelte Beobachtungen, die Sache erreicht und aus diesem Labyrinthe mich herausgewunden, und zugleich die Bewegung und den Zweck des Herzens und der Arterien, wie ich wünschte, erkannt habe. Desshalb nahm ich keinen Anstand, nicht allein privatim meinen Freunden, sondern auch öffentlich in meinen anatomischen Vorlesungen, nach academischem Brauche, meine Meinung betreffs dieser Sache vorzutragen.

Da diess (wie zu geschehen pflegt) einigen gefiel, anderen weniger: so widerlegten, verläumdeten und verdrehten diese das, worin ich von den Lehren und dem Glauben aller Anatomen abwich: jene, indem sie versicherten, die neue Sache werde sowohl der Untersuchung werth, als auch sehr nützlich sein, verlangten die-

selbe vollständiger auseinandergesetzt zu erhalten. Endlich bin ich, durch die Bitten der Freunde, es möchten alle meiner Arbeiten theilhaftig werden, theilweise auch durch die Missgunst anderer, welche meine Worte mit ungünstigem Geiste aufnehmend und weniger einsichtig, mich öffentlich zu blamieren suchten, bewogen und gezwungen worden, das Folgende drucken zu lassen, damit alle über mich und über die Sache selbst urtheilen mögen: übrigens um so lieber noch, weil Hieronym.Fabr. ab aq., da er [doch] fast jedes einzelne Teilchen der Thiere sorgfältig und gelehrt in einer eigenen Schrift abgehandelt hatte, das Herz allein unberührt liess. Endlich, damit, wenn der Gelehrtenrepublik aus meiner Mühewaltung einiger Nutzen und Vortheil betreffs dieses Theils erstehen sollte, es sich vielleicht erweisen möchte, dass ich recht gethan habe, was auch der Greis in der Comödie sagt (niemals ist Jemand so gut für's Leben mit Kenntnissen ausgestattet, dass nicht ein Ding, das Alter, die Uebung etwas neues brächte, [und]nichts daran mahne, dass du das, was du zu wissen glaubst, nicht wissest. Und dass du das, was dir als das Erste und Beste erschien, infolge von Erfahrung zurückweisest).

Jenes mag vielleicht jetzt bezüglich der Bewegung des Herzens geschehen, oder es werden andere, mit glücklicheren Geistesgaben ausgestattet, dann wenigstens, nachdem dieser Weg, die Sache besser anzufassen, gegeben ist, auch die Gelegenheit ergreifen, besser nachzuforschen.

Zweites Kapitel:

Welcher Art zufolge von Vivisektionen die Herzbewegung sei

Zuerst kann man nach Eröffnung der Brust und Durchschneidung der Kapsel, welche das Herz unmittelbar umschliesst, an den Herzen aller noch lebenden Thiere beobachten. Dass das Herz zuweilen sich bewegt, zuweilen ruht und dass es einen Zeitabschnitt gibt, während dessen es bewegt und während dessen es von der Bewegung verlassen wird.

Diess ist deutlicher an den Herzen der kaltblütigen Thiere, wie bei der Kröte, den Schlangen, den Fröschen, den Schnecken, den Hummern, den Schalmuscheln, den Muschelkrebsen und allen kleinen Fischen: noch klarer werden alle Verhältnisse an den Herzen andrer Thiere, wie des Hundes, des Schweines, wenn du bis zu der Zeit beobachtet hast, zu der das Herz anfängt zu sterben und langsamer bewegt und gleichsam ausgelöscht zu werden: denn dann wirst du deutlich und klar sehen können, dass dessen Bewegungen langsamer und seltener und die Ruhezeiten länger werden, und man vermag bequemer zu sehen und zu beurtheilen, welcher Art die Bewegung ist und wie sie geschieht. In der Ruhe liegt das Herz schlaff, welk, kraftlos, gleichsam niedergebeugt.

Während der Bewegung und zu der Zeit, in welcher es sich bewegt, sind drei Dinge vor anderem zu bemerken.

I. dass das Herz sich aufrichtet und sich auf die Spitze in die Hohe hebt, so dass zu jener Zeit die Brust schlagen und die Pulsation aussen gefühlt werden kann.

II. Dass es überall zusammengezogen wird, mehr aber von den Seiten her, so, dass es von geringerer Grösse und länglich, und eingekrümmt erscheint. Das herausgenommene und auf einen Tisch oder auf die Hand gelegte Herz des Aals macht diess deutlich: ebenso stellt sich's dar am Herzen der kleinen Fische und bei jenen kaltblütigen Thieren, die ein kegelförmiges oder längliches Herz haben.

III. Dass das mit der Hand ergriffene Herz zu jener Zeit, während welcher es sich bewegt, etwas härter wird, von dem Spannungsgrad aber ist jene Härte, wie wenn jemand, die Muskeln am Ellenbogen mit der Hand umfassend, fühlt, dass jene, während sie die Finger bewegen, gespannt werden und mehr widerstehen.

IV. Ausserdem bemerkt man bei Fischen und kaltblütigen Thieren, wie Schlangen, Fröschen etc., dass zu jener Zeit, während welcher es sich bewegt, das Herz weisslicher ist, dass es, während es von der Bewegung ausruht, voll Blutwärme [Blutfarbe] erscheint.

Daraus scheint mir klar hervorzugehen; dass die Bewegung des Herzens eine allseitige Spannung ist, und dass entsprechend dem Zug aller Fasern auch eine Zusammenschnürung von allen Seiten her existiert, weil es bei jeder Bewegung aufgerichtet, stark, kleiner, und hart zu werden scheint, und dass dessen Bewegung von der Art ist, wie die der Muskeln, indem die Zusammenziehung entsprechend dem Zuge der nervösen Theile und der Fasern vor sich geht, denn während die Muskeln bewegt werden, und in Thätigkeit sind, werden sie stark, gespannt, hart statt weich, emporgehoben, dicker, und ähnlich das Herz.

Zufolge dieser Beobachtungen ist es der Vernunft gemäss, dass das Herz zu der Zeit während welcher es sich bewegt, und von allen Seiten her zusammengeschnürt wird, und an den Wandungen anschwillt: in den Ventrikeln enger wird, und das enthaltene Blut forttreibt, was aus der vierten Beobachtung klar genug wird, da es bei seiner Spannung, deshalb weil es das früher in ihm enthaltene Blut ausgedrückt hat, abblasst und bei der Erschlaffung, und Ruhe, während das Blut von neuem in den Ventrikel eintritt, die purpurne und blutige Farbe wiederum zum Herzen wiederkehrt. Die Wahrheit wird Niemand ferner bezweifeln können, wenn er, nachdem eine Wunde in die Höhle des Ventrikels beigebracht ist, während der einzelnen Bewegungen, oder Pulsationen des Herzens jedes Mal gerade während der Spannung selbst das Blut mit Gewalt nach aussen hervorspritzen gesehen hat.

Daher ereignen sich folgende Dinge zugleich und zu derselben Zeit, die Spannung des Herzens, die Aufrichtung der Spitze, der Puls, welcher infolge des Anschlagens desselben an die Brust aussen gefühlt wird, das Dickwerden der Wandungen und der infolge der Zusammenziehung der Ventrikel mit Gewalt geschehende Forttrieb des enthaltenen Blutes.

Daher ist das den gewöhnlich angenommenen Meinungen entgegengesetzte klar, insofern man glaubt, es werde, weil zur selben Zeit, wo das Herz an die Brust schlägt, auch der Puls aussen gefühlt wird, zugleich das Herz in den Ventrikeln ausgedehnt und mit Blut gefüllt, obwohl du einsiehst, dass die Sache sich gegentheilig verhält, nämlich dass das Herz, während es sich zusammenzieht, leer wird. Daher ist die Bewegung des Herzens, welche allgemein für die Diastole gehalten wird, in Wirklichkeit die Systole. Und gleicherweise ist die eigenthümliche Bewegung des Herzens nicht die Diastole, sondern die Systole, und nicht bei der Diastole wird das Herz fest, sondern bei der Systole, denn dann wird es gespannt, bewegt, belebt.

Auch jenes ist durchaus nicht zuzugeben; obwohl es unter Herbeiziehung des Beispiels des göttlichen Vesal versichert wird [nämlich]; dass vom Circulus vimineus aus, so genannt wegen der vielen pyramidenförmig verbundenen Reiser [Fibrillen], das Herz nur in der Richtung der geraden Fasern bewegt werde, und dass so die Seiten, während die Spitze sich der Basis nähere, zur Kreisform ausgedehnt, und die Höhlen erweitert werden; und dass die Ventrikel die Form eines Schröpfkopfes erhalten und Blut in sich aufnehmen, denn [so sage ich] dem ganzen Zuge der Fasern nach, welchen das Herz besitzt, wird das Herz zur selben Zeit gespannt, zusammengeschnürt, und dass es noch mehr verdickt werde und dass die Wandungen erweitert werden, sowohl in Beziehung auf die Substanz, als auf die Ventrikel; und während die Fasern vom Kegel nach der Basis hinangespannt werden, und das Herz zugleich nach der Basis ziehen, sollten sie die Seiten des Herzens nicht zur Kreisform bringen, aber [es ist] weit eher das Gegentheil [der Fall], gleichwie [bei] jeder Faser in der kreisförmigen Lage, wenn sie nach der geraden Richtung hin zusammengezogen wird. Und wie alle Muskelfasern, wenn sie sich zusammenziehen, auch in ihrer Länge verkürzt werden, ebenso werden sie nach der Seite hin ausgedehnt und zwar auf dieselbe Weise, wie sie in den Muskelbäuchen dicker werden. Zähle hinzu, dass es bei der Herzbewegung nicht allein infoge der Geradrichtung und Verdickung der Wandungen geschieht, dass die Ventrikel enger werden, sondern noch mehr dadurch, dass jene Fasern oder Muskelchen, in welchen ausschliesslich (denn in der Wand sind alle kreisförmig) gerade, von Aristoteles Nerven genannte, Fasern existieren, die in den Herzventrikeln grösserer Thiere von wechselnder Anordnung sind, mittelst eines bewundernswerthen Apparates, wenn sie zu gleicher Zeit sich zusammenziehen, gleichsam durch eine Schlinge nach allen inneren

Seiten hin gedrängt werden, um das enthaltene Blut mit grösserer Kraft auszutreiben.

Und in ähnlicher Weise ist nicht wahr, was allgemein geglaubt wird, dass das Herz bei irgend einer Bewegung oder Spannung Blut in die Ventrikeln anziehe, denn während es bewegt und gespannt wird, treibt es aus: während es schlaff wird, und zusammenfällt, nimmt es Blut auf in der Weise, welche später offenbar werden wird.

<u>Drittes Kapitel</u>:
Die Herzbewegung, wie sie zufolge Vivisektionen [sich darstellt]

Weiter kommen folgende Verhältnisse bei der Bewegung des Herzens zur Beobachtung, welche sich auf die Bewegungen der Arterien, und die Pulsation beziehen.

I. Zu der Zeit, in welcher die Spannung des Herzens, die Zusammenziehung, das Anschlagen an die Brust, und überhaupt die Systole vor sich geht, werden die Arterien erweitert, geben den Puls, und befinden sich in ihrer Diastole: ähnlich schlägt zu der Zeit, in welcher der rechte Ventrikel sich zusammenzieht und das enthaltene Blut forttreibt, die Vena pulmonalis [= Lungenschlagader, heute art. pulm. benannt], und erweitert sich zugleich mit den übrigen Arterien des Körpers.

II. Wann der linke Ventrikel aufhört bewegt zu werden, zu schlagen, und zusammengezogen zu werden: hört der Puls der Arterien auf; ja wann er langsam gespannt wird, ist der Puls in den Arterien kaum wahrnehmbar, und ähnlich, wenn der rechte aufhört, in der Vena arteriosa.

III. Dessgleichen wird, wenn irgend eine Arterie durchschnitten, oder durchbohrt ist, bei der eignen Spannung des linken Ventrikels mit Gewalt das Blut aus der Wunde nach aussen getrieben. Aehnlicher Weise wirst du, wenn die Vena arteriosa durchschnitten ist, zu derselben Zeit, in welcher der rechte Ventrikel gespannt, und zusammengezogen wird, mit Gewalt Blut daraus hervorspritzen sehen.

In ähnlicher Weise wirst du auch bei den Fischen, nachdem der Canal, welcher aus dem Herzen zu den Bronchien [Kiemen] führt, durchschnitten ist, sehen, dass zu der Zeit das Herz gespannt, und zusammengezogen wird, in der auch zugleich das Blut mit Gewalt daraus hervorgetrieben wird.

Dessgleichen wirst du endlich erfahren, dass, wenn bei jedweder Arteriotomie das Blut spritzend austritt, der Ausfluss bald auf weitere bald nähere Entfer-

nung hin während der Diastole der Arterien, und zu der Zeit, wann das Herz an die Brust schlägt, vor sich geht: und unzweifelhaft wird zu der Zeit, wann es sich zeigt, dass das Herz gespannt und zusammengerzogen wird und sich in seiner systolischen Erhebung befindet, zugleich bei ein und derselben Bewegung Blut ausgetrieben.

Entgegen den landläufigen Meinungen scheint daraus offenbar, dass die Diastole der Arterien zu derselben Zeit, wie die Systole des Herzens vor sich geht: und dass die Arterien gefüllt, und ausgedehnt werden, infolge der von der Zusammenschnürung der Herzventrikel herrührenden Eintreibung und Eindrängung des Blutes; dass die Arterien ausgedehnt werden, weil sie wie Schläuche, oder eine Blase gefüllt werden; dass sie nicht gefüllt werden, weil sie wie Blasebälge ausgedehnt werden. Und aus derselben Ursache schlagen die Arterien des ganzen Körpers, offenbar infolge der Spannung des linken Herzventrikels, gleichwie die Vena arteriosa infolge der des rechten.

Zuletzt [scheint klar], dass der Puls der Arterien durch den Antrieb des Blutes aus dem linken Ventrikel entsteht; auf dieselbe Art, wie, falls Jemand in einen Handschuh bläst, alle Finger zugleich sowohl mit einem Male gespannt werden, als auch den Puls nachahmen: denn entsprechend der Spannung des Herzens werden die Pulsschläge größer, heftiger, häufiger, schnell, Rhythmus und Zahl und Reihenfolge beibehaltend, und es ist nicht zu erwarten, dass bei der Bewegung des Blutes ein Zeitintervall zwischen die Zusammenziehung des Herzens und die Erweiterung der Arterien (besonders der weiter entfernten) sich einschiebe, so [zwar] dass dieselben nicht zugleich vor sich gehen, da es sich ebenso verhält, wie beim Aufblasen eines Handschuhs oder einer Blase, weil in dem Ganzen (wie an einer Trommel und in langen Hölzern) Stoss und Bewegung gleichzeitig an beiden Enden sind und weil Aristoteles [sagt]: Es klopft das Blut innerhalb der Venen (er versteht darunter die Arterien) aller Thiere und wird mit dem Pulse zugleich überall bewegt, so schlagen auch alle Venen unter sich gleichzeitig, deshalb, weil sie vom Herzen abhängen; es bewegt sich aber immer, daher werden jene stets und unter sich gleichzeitig bewegt, wenn dieses sich bewegt.

Es ist mit Galen anzumerken, dass die Arterien von den alten Philosophen Venen benannt wurden. Einstmals trug es sich zu, dass ich einen Fall, welcher mir diese Wahrheit aufs klärlichste bestätigte, sah und unter den Händen hatte. Ein gewisser hatte eine sehr grosse pulsierende Geschwulst, Aneurysma genannt, am rechten Theile der Kehlgrube in der Nähe des Herabstiegs der Arteriae subclaviae zu den Achselhöhlen, erzeugt durch Anfressung und Ausweitung der Arterie selbst (welche von Tag zu Tag die grösste Zunahme erfuhr), und zwar infolge von Aderlass an den Arterien (was durch die Sektion der Leiche nach dem Tode erkannt wurde), bei einzelnen vollen Pulsschlägen ist bei jenem der ganz kleine Puls des gleichnamigen Arms, daher rührend, dass die grössere

Menge und der grössere Zufluss des Blutes in die Geschwulst abgelenkt wurde, auch unterbrochen gewesen.

Daher schlagen da, wo immer, sei es durch Druck, sei es durch Verstopfung, oder durch Unterbrechung die Bewegung des Blutes durch die Arterien gehemmt wird, die jenseits gelegenen Arterien weniger, da der Puls der Arterien, nichts ist als die Bewegung des Blutes nach den Arterien.

<u>Viertes Kapitel:</u>

Die Bewegung des Herzens, wie sie bei Vivisektionen [sich darstellt]

Ausser diesen auf die Bewegung des Herzens bezüglichen Dingen ist zu beobachten, was auf die Verrichtung der Herzohren [Vorhöfe] sich bezieht.

Caspar Bauhin und Johannes Riolan, sehr gelehrte Männer und sehr erfahrene Anatomen, haben Folgendes beobachtet und machen darauf aufmerksam, dass, wenn du bei einer Vivisektion irgend eines Thieres die Herzbewegung eifrig beobachtest, du vier dem Orte und der Zeit nach verschiedene Bewegungen sehen wirst: davon gehören zwei den Herzohren eigenthümlich an, zwei den Ventrikeln. Mit Erlaubnis so bedeutender Männer, es gibt vier dem Orte, aber nicht der Zeit nach verschiedene Bewegungen. Nämlich es bewegen sich die zwei Vorhöfe zusammen, und zusammen die zwei Ventrikel, so dass vier dem Orte nach unterschiedliche Bewegungen nur zu zwei Zeiten geschehen und das verhält sich auf folgende Weise.

Es sind zu derselben Zeit gleichsam zwei Bewegungen vorhanden, eine der Vorhöfe, eine andre der Ventrikel selbst: und sie gehen nicht ganz gleichzeitig vor sich: sondern es geht die Bewegung der Ohren voraus, und es folgt die des Herzens nach, und die Bewegung schien von den Ohren aus zu beginnen, und zu den Ventrikeln fortzuschreiten. Wenn alles das beim absterbenden Herzen schon langsamer geworden ist, so fällt, sowohl bei Fischen, als bei kaltblütigen Thieren zwischen diese zwei Bewegungen, eine gewisse Zeit der Ruhe, so dass das bewegte Herz einmal rascher, andermal langsamer der Bewegung nachzukommen scheint, und [dass es] endlich, wenn es zum Tode neigt, seinen Bewegungen nachzukommen aufhört, und lediglich gleichsam leicht mit dem Haupte nickt, und so undeutlich sich bewegt, dass es dem schlagenden Herzohre vielmehr das Zeichen zur Bewegung zu geben scheint.

Auf diese Weise hört das Herz eher auf zu schlagen, als die Ohren, so dass man sagen kann, die Ohren überleben, und zuerst von allen hört der linke Ventrikel zu schlagen auf, dann dessen Ohr, zuletzt der rechte Ventrikel, ganz zuletzt (wie auch Galen angemerkt hat), wenn alle andern aufhören, schlägt sogar noch bei Todten das rechte Ohr, so dass das Leben bis zuletzt in dem rechten Ohre zu-

rückzubleiben scheint. Und falls das Herz allmählig stirbt, kann man sehen, dass es nach zwei oder drei Pulsationen der Ohren, gleichsam wieder erweckt, den Erwartungen entspricht und Einen Schlag langsam und schwer vollbringt und zu Stande bringt.

Aber es ist auch ganz besonders anzumerken, dass mit auf den Ventrikel, nachdem das Herz zu schlagen aufgehört hat, gelegtem Finger bei noch schlagendem Ohre die einzelnen Pulsationen an den Ventrikeln wahrgenommen werden, ganz auf dieselbe Weise, auf welche, wie wir vorher gesagt haben, die Pulsationen der Ventrikel in den Arterien gefühlt werden, nachdem durch Einfliessen des Blutes eine Ausdehnung vor sich gegangen, und du wirst zu der Zeit, da das Ohr allein schlägt, das Blut, nachdem du mit einer Scheere die Spitze des Herzens abgeschnitten hast, hierauf bei jeder einzelnen Pulsation ausfliessen sehen: so dass es dadurch klar wird, wie das Blut nicht durch Anziehung oder Ausdehnung des Herzens, sondern eingetrieben durch den Puls der Ohren in die Ventrikel eintritt.

Überall ist anzumerken, dass alle Pulsationen, die ich nenne, sowohl an den Ohren, als am Herzen, Zusammenziehungen sind: und du wirst deutlich sehen, dass zuerst die Ohren sich zusammenziehen, und in der Folge das Herz selbst. Denn die Ohren werden, während sie sich bewegen und schlagen, blässer, besonders wenn sie mit wenig Blut gefüllt sind (sie werden aber gefüllt wie eine Vorrathskammer und ein Blutbehälter, indem das Blut von selbst auch bei gehemmter Bewegung nach dem Centrum sich entfernt), so dass es ganz klar wird, dass diese Blässe in den Enden und den äussersten Theilen derselben von Zusammenziehung herrührt.

Bei Fischen und Fröschen und ähnlichen Thieren (sie haben Einen Herzventrikel und statt des Ohrs eine Art ganz mit Blut gefüllter, an der Herzbasis gelegener Blase) wirst du diese Blase zuerst sich zusammenziehen, und nachher aufs deutlichste die Zusammenziehung des Herzens folgen sehen.

Ich habe nun aber doch auch von mir gemachte Beobachtungen an dieser Stelle anzufügen mich entschlossen, welche nach einer dem vorhergehenden entgegengesetzten Weise sich verhalten. Das Herz des Aals, und einiger Fische, und Thiere schlägt auch, wenn herausgenommen, ohne Ohren: ja wenn du es in Stücke zerschnitten hast, wirst du die abgetrennten Theile desselben Stück für Stück sich zusammenziehen, und erschlaffen sehen so, dass an ihnen nach dem Aufhören der Bewegung der Ohren der Körper des Herzens den Puls bewirkt, und klopft. Es fragt sich aber, ob diess den zählebigeren Thieren, deren Grundfeuchtigkeit zäher, oder fett, oder klebrig, und nicht so leicht löslich ist, eigenthümlich ist. Auch diess zeigt sich an dem Fleische der Aale, welches nach der Enthäutung, der Herausnahme der Eingeweide und Zerschneidung in Stücke Bewegung zurückbehält.

Bei einem Experimente an einer Taube freilich legte ich, nachdem das Herz gänzlich aufgehört hatte sich zu bewegen, und nun auch die Ohren die Bewegung verloren hatten, einige Zeit hindurch den mit Speichel befeuchteten und warmen Finger auf das Herz: da schienen das Herz und dessen Ohren, nachdem es durch diesen warmen Umschlag gleichsam Kräfte und Leben von neuem erlangt hatte, sowohl sich zusammenzuziehen, als zu erschlaffen, und gleichsam vom Orcus zurückgerufen zu werden.

Aber auch ausserdem ist von mir einige Male beobachtet worden, dass, nachdem das Herz selbst, und sogar dessen rechtes Ohr, gleichsam während einer Todeszeit von den Pulsationen ausruhten, im Blute selbst, welches im rechten Ohr enthalten ist, eine undeutliche Bewegung, und ein Strömen, und ein gewisses Schlagen offenbar übrigblieb, so lange nämlich, als es von Wärme und Spiritus erfüllt schien.

Etwas der Art wird aufs deutlichste bei der ersten Entwicklung des Thiers sieben Tage nach Beginn der Bebrütung am Hühnerei wahrgenommen. in diesem ist zuerst ein Tropfen Blut vorhanden, welcher schlägt (was auch Aristoteles angemerkt hat), aus dem beim Wachsthum und der theilweisen Bildung des Huhns die Herzohren entstehen, denen, da sie beständig schlagen, Leben innewohnt: wenn darauf nach Verlauf einiger Tage der Körper im Umrisse sich zu bilden angefangen hat, dann wird auch der Körper des Herzens erzeugt und erscheint einige Zeitlang weisslich, und blutleer, so dass der übrige Körper weder einen Puls noch eine Bewegung sehen lässt. Ja sogar bei der menschlichen Frucht habe ich etwa im Anfang des dritten Monats das Herz ähnlich gebildet gesehen, aber weiss, und blutleer, in dessen Ohren dennoch sehr reichliches und rothes Blut enthalten war. Aber bei der im Ei schon grösser gewordenen und ausgebildeten Frucht [sah ich] zugleich sowohl das Herz wachsen als Ventrikel bekommen, in die es dann Blut aufzunehmen und überzusenden anfing.

So dass, wenn Jemand einen Einblick bis ins Innerste sich verschaffen will, er sagen wird, das Herz sei nicht allein das zuerst lebende und zuletzt sterbende, sondern auch, es leben die Ohren (und der Theil, welcher bei Schlangen, Fischen und dergleichen Thieren die Ohren vertritt) einestheils früher, als das Herz selbst, und sie sterben auch anderntheils nach ihm. Ob aber das Blut oder der Spiritus vorher eine verborgene Pulsation besitze, welche es mir nach dem Tode zurückzuhalten schien: und ob wir sagen können, mit der Pulsation fange das Leben an, daran zu zweifeln ist möglich, da allerdings [schon] sowohl der Samen aller Thiere (wie Aristoteles bemerkt hat) als der lebenzeugende Spiritus unter Klopfen austritt, gleichsam als eine Art Thier. So setzt die Natur sich im Tode, als wenn sie nach geschehenem feindlichen Anlauf ihn (wie Aristoteles sagt) rückgängig mache, durch eine vom Ende zum Anfang dahin, von wo sie ausging, rückschreitende Bewegung, wieder in den vorigen Stand, und da die lebendige Zeugung von der nichtlebendigen zum Thiere vorschreitet, so stirbt gleichsam als solle mit denselben Schritten aus dem nicht Seienden in das Seiende hinwiederum die Verderbnis aus dem Seienden zum nicht Seienden rückgängig gemacht werden, so stirbt deshalb das was beim Thier zuletzt entsteht, zuerst, und was zuerst ward, zuletzt.

Beobachtet habe ich auch, dass fast alle Thiere ein Herz in Wahrheit besitzen, und nicht bloss (wie Aristoteles sagt) die grösseren und blutführenden, sondern auch die kleineren, die blutlosen, die Krusten- und einige Schalthiere, wie die Weg- und Weinbergschnecken, die Muscheln, die Meerkrebse (Astacus), die Hummern, die Squillen und viele andere; sogar die Wespen, die Hornisse, die Mücken: (mit Hilfe des zum Unterscheiden der kleinsten Dinge bestimmten Mikroskops) habe ich auf der höchsten Stelle jenes Theilchens, welches Schwanz genannt wird; sowohl das Herz gesehen, als es anderen gezeigt.

Bei den Blutlosen aber schlägt das Herz nur langsam mit seltenen Stössen, und verhält sich wie bei andern bereits sterbenden, und zieht sich zögernd zusammen, wie leicht an Schnecken zu sehen ist. Das Herz dieser nimmst du im Grunde jener Oeffnung an der rechten Seite, welche sich der Auslüftung wegen zu öffnen und zu schliessen scheint, und woher Speichel austritt, wahr, nachdem man einen Schnitt in die höchste Stelle nächst dem der Leber entsprechenden Theile gemacht hat.

Aber es muss auch das bemerkt werden, im Winter, und bei kälterer Witterung haben einige Blutlose (wie die Schnecken) nichts Pulsierendes, sondern sie scheinen mehr das Leben einer Pflanze zu führen, wie auch die übrigen, welche daher Pflanzenthiere genannt werden.

Weiter ist bei allen Thieren zu bemerken, das da, wo ein Herz vorhanden ist, auch Ohren oder etwas den Ohren entsprechendes zugegen ist: und dass da, wo immer ein Herz mit einem doppelten Ventrikel gegeben ist, auch immer zwei Ohren sind, nicht das Gegentheil: aber wenn du die Bildung am Hühnerei beobachtest: so ist zuerst, wie ich gesagt habe, nur eine Blase, oder ein Ohr, oder ein schlagender Blutstropfen vorhanden, später nach vor sich gegangenem Wachsthume löst sich das Herz ab. So ist bei einigen Thieren (welche gleichsam eine Vervollkommnung nicht erlangen) nur ein schlagendes Bläschen, wie ein rother oder weisser Punkt, vorhanden, gleichsam der Anfang des Lebens wie bei den Bienen, Wespen, Schnecken, Squillen, Hummern etc.

Es gibt bei uns hier eine sehr kleine Squille (die man englisch a Shrimp, belgisch een Gernell nennt), welche im Meere und in der Themse gefangen zu werden pflegt, deren Körper ganz durchsichtig ist: dieselbe habe ich öfters ins Wasser gesetzt und einige meiner besten Freunde sehen lassen, damit wir die Bewegungen des Herzens jenes Thierchens so deutlich wie möglich erblickten, da die äusseren Theile des Körpers jenes dem Blicke kein Hindernis entgegensetzten, so dass wir das Klopfen des Herzens gleichsam durch ein Fenster sahen.

Am Hühnerei habe ich vier oder fünf Tage nach Beginn der Bebrütung, das erste Rudiment des Huhns wie ein Wölkchen zu Gesicht gebracht, nachdem das Ei, dessen Schale weggenommen war, in klares und lauwarmes Wasser gelegt worden war, in welchem Wölkchen mitten ein so kleiner pulsierender Punkt war, dass er bei der Zusammenziehung verschwand und sich dem Blick entzog, bei der Erschlaffung wie eine rothe Nadelspitze sich zeigte: so dass er zwischen dem Gesehenwerden und Nichtgesehenwerden, gleichsam zwischen Sein und Nichtsein, das Klopfen und den Anfang des Lebens vollzog.

Fünftes Kapitel:

Die Bewegung, Thätigkeit und Verrichtung des Herzens

Ich aber hege die Zuversicht, dass man endlich zufolge dieser und ähnlicher Beobachtungen finden werde, dass die Herzbewegung auf folgende Art vor sich geht.

Zuerst zieht sich das Ohr zusammen, und treibt bei jener Zusammenziehung das enthaltene Blut (wovon es gleichsam als Kopf der Venen und als Vorrathskammer und Sammelbehälter des Blutes strotzt) in die Herzkammer, nachdem diese gefüllt ist, richtet sich das Herz auf, spannt sofort alle Nerven, zieht die Kammern zusammen und bewirkt den Puls, die rechte Kammer treibt ohne Unterbrechung das von dem Ohre her durch diesen Puls in die Arterien eingeführte Blut durch jenes Gefäß, welches Vena arteriosa genannt wird, aber in der That, sowohl durch Beschaffenheit, als Verrichtung und in allen Stücken eine Arterie ist: die linke Kammer in die Aorta, und durch die Arterien in den ganzen Körper.

Jene zwei Bewegungen, die eine der Ohren, die andre der Kammern, gehen, gleichsam unter Wahrung der Harmonie und des Rhythmus, im Verfolge so vor sich, dass sie beide zugleich geschehen, [und] die Bewegung als eine einzige erscheint, zumal bei wärmeren Thieren, indem diese schnelle Bewegung besitzen. Und das geschieht nach keiner anderen Weise, als wie wenn an Maschinen, indem ein Rad das andre bewegt, alle zugleich sich zu bewegen scheinen, und wie bei jener mechanischen Vorrichtung, welche man an Schiessgewehren anbringt, wo, infolge Drucks auf die kleine Zunge, der Feuerstein niederfällt, den Stahl trifft und vorwärts treibt, Feuer wird entlockt, welches auf das Pulver fällt, das Pulver entzündet sich, kriecht nach innen, explodiert, die Kugel fliegt heraus, durchbohrt das Ziel, und alle jene Bewegungen scheinen wegen ihrer Schnelligkeit zugleich, gleichsam im Augenblicke zu geschehen. So wird auch beim Schlucken unter Erhebung der Zungenwurzel und Zusammendrückung des Mundes, die Speise oder der Trank in *den Schlund hinabgedrängt, der Kehlkopf wird von seinen Muskeln und dem Kehldeckel verschlossen, in die Höhe gehoben, und der oberste Teil der Gurgel von seinen Muskeln geöffnet, nicht anders, wie wenn ein Sack behufs Füllung erhoben und zur Aufnahme erweitert wird, und drückt die aufgenommene Speise, oder Trank durch die queren Muskeln hinab, und zieht sie durch die längeren an: und dennoch scheinen alle jene, von verschiedenen und abgetrennten Organen bewirkten Bewegungen, da sie mit Harmonie und Ordnung geschehen, e i n e Bewegung und e i n e Verrichtung auszumachen, welche wir Schlucken nennen.*

Ganz so geschieht es bei der Bewegung, und Thätigkeit des Herzens, welche eine Art Schlucken, und ein Uebergiessen des Blutes aus den Venen in die Arterien ist: und wenn Jemand (während er dieses im Geiste behalten) fleissig die Herzbewegung bei einer Vivisektion beobachtet hat, wird er sehen, dass nicht allein, wie ich gesagt habe, das Herz sich aufrichtet und e i n e [dem Raume nach] mit den Ohren zusammen vor sich gehende Bewegung, sondern auch eine Art Ueberschwemmung, und unmerkliche seitliche Neigung, durch den Zug des rechten Ventrikels sich vollzieht, und dass es gleichsam sich leicht dreht, und diese Verrichtung vollbringt: und wie man sehen kann, dass, während ein Pferd trinkt, und Wasser hinabschluckt, das Wasser durch die einzelnen Züge der Gurgel verschlungen wird, und in den Magen hinabfällt, welche Bewegung einen Schall [!] hervorbringt und eine Art Puls sowohl für Hörende, als Tastende bewirkt, so geschieht es, dass während infolge jener Herzbewegungen die Ueberführung eines Theils des Blutes aus den Venen in die Arterien bewirkt wird, der Puls entsteht und in der Brust gehört [!] wird.

Daher verhält sich die Herzbewegung ganz auf diese Weise, und es ist die Ueberleitung des Herzblutes als solche und [zwar] bis in die äussersten Theile e i n e Verrichtung, so dass das Hervorstürzen aus mitten entzweigeschnittenen Arterien, wie der Puls, den wir an den Arterien fühlen, nichts ist, als der Antrieb des Blutes vom Herzen her.

Ob aber das Herz dem Blute etwas anderes ausser der Ueberleitung, und Ortsbewegung, und Vertheilung mittheile, sei es Wärme, oder Spiritus, oder Vervollkommnung, muss später untersucht, und aus andern Beobachtungen gefolgert werden: gegenwärtig mag es hinreichen, dass durch dieses gezeigt worden ist, beim Herzpulse werde das Blut übergeleitet, und aus den Venen in die Arterien durch die Herzkammern, und in den ganzen Körper vertheilt.

Aber auch das gestehen alle auf irgend eine Weise zu und folgern es aus dem Bau des Herzens, und der Anordnung, Lage und Verrichtung der Klappen. Aber wie an einem dunklen Orte Taumelnde scheinen sie nicht wohl zu sehen, und verbinden verschiedenartiges, und halb entgegengesetztes, und sprechen das Meiste nach Vermuthung aus, wie vorher bewiesen worden ist.

Die wichtigste Ursache der Unentschiedenheit und des Irrens in dieser Beziehung scheint mir [diese] e i n e gewesen zu sein, die Verbindung des Herzens [nämlich] mit der Lunge beim Menschen: als man dort die Vena arteriosa und ähnlich die Arteria venosa in die Lungen hinein verschwinden gesehen hatte, war jenen noch unklar, von wo her und auf welche Weise die rechte Kammer das Blut in den Körper vertheile: oder die linke aus der Hohlvene schöpfe; das bezeugen die Worte Galen's (da er gegen Erasistratus über den Ursprung und Nutzen der Venen, und die Kochung des Blutes streitet) „ihr werdet antworten" (sagt er) der Vorgang sei so, dass in der Leber das Blut bereitet, und von da in das Herz geleitet werde, um hier nachher die letzte vollständige Vervollkommnung seiner Form anzunehmen. Dies scheint in der That der Vernunft nicht zu entbehren. Denn kein vollkommenes und grosses Werk kann plötzlich in e i n e m Angriff entstehen und seine ganze Verfeinerung durch e i n Werkzeug erhalten. Da dies sich so verhält, so zeigt uns [doch] ein anderes Gefäss, welches aus dem Herzen ganz vollkommnes Blut ausführt, und es, wie eine Arterie den Spiritus, in den ganzen Körper vertheilt," da sieh einmal, dass Galen eine vernünftige Ansicht nicht dargethan und überliefert hat (weil er ohnedies den Weg des Uebergangs nicht sah), er konnte das Gefäss nicht finden, welches das Blut aus dem Herzen in den ganzen Körper vertheilt.

Wenn aber Jemand anderselben Stelle für die Meinung des Erasistratos, aber auch für jene, und jetzt unsre im Uebrigen (nach dem Geständnis Galen's selbst) der Vernunft entsprechende Meinung eintreten würde und mit dem Finger gezeigt hätte, die arteria magna [Aorta] vertheile das Blut vom Herzen in den ganzen Körper; so begreife ich nicht, was jener göttliche, äusserst geistvolle und äusserst gelehrte Mann behaupten möchte. Wenn er sagte, die Arterie vertheile Spiritus und nicht Blut; so würde er wahrhaftig hinlänglich den Erasistratos (welcher glaubte in den Arterien sei bloss spiritus enthalten) zurückweisen, aber sich selbst inzwischen widersprechen und läugnen, das sei falsch, wovon er in einem eigenen Buche demselben Erasistratos entgegen behauptet, dass es richtig sei: er bestätigt [nämlich] sowohl mit vielen und starken Gründen, als beweist durch Versuche, dass von Natur Blut, und nicht Spiritus in den Arterien enthalten sei.

„Wofern aber" der göttliche Mann (wie er öfter an derselben Stelle thut) „zugestände, alle Arterien des Körpers entsprängen aus der Arteria magna, und diese aus dem Herzen: ja sogar in ihnen allen selbst sei von Natur Blut enthalten, und werde [Blut] fortgeführt, gestehend, jene drei halbkreisförmigen (sigmoideae) an der Mündung der Arta gelegenen Klappen verhindern den Rücktritt des Blutes in's Herz, und die Natur hätte diese dem vorzüglichsten Eingeweide keinesfalls angefügt, wenn jene nicht irgend eine sehr grosse Verrichtung zu vollbringen hätten." Wenn (sage ich) der Vater der Aerzte diess alles, und mit ganz denselben Worten zugestände, (wie er in dem angeführten Buche thut)!

Wie er [dann] läugnen kann, dass die Arteria magna ein Gefäss von der Art sei, dass es Blut (das seine absolute Vollkommenheit schon erreicht hat) aus dem Herzen in den ganzen Körper vertheilt, sehe ich nicht ein. [Es ist ungewiß] ob er vielleicht noch unsicher war, wie alle nach ihm bis auf diesen Tag, weil er wegen der Verbindung des Herzens mit der Lunge (wie ich gesagt habe) die Bahnen nicht sah, auf welchen das Blut aus den Venen in die Arterien fortgeführt werden könne.

Die zweifelhafte Sache macht auch die Anatomen (da sie bei Zergliederungen die Arteria venosa, und die linke Herzkammer mit Blut, und zwar mit dickem, geronnenem, schwarzen gefüllt finden) nicht wenig irre, da sie zu versichern gezwungen sind, das Blut schwitze aus der rechten Kammer durch die Herzscheidewand in die linke Kammer. Aber diese Bahn habe ich früher zurückgewiesen: daher muss ein Weg bereitet und eröffnet werden, nach dessen Auffindung, nunmehr keine Schwierigkeit mehr bestünde, welche irgend Jemanden (glaube ich) abhalten würde, was ich oben (über den Puls des Herzens und der Arterien, über den Uebergang des Blutes aus den Venen in die Arterien, und über die Vertheilung in den ganzen Körper durch die Arterien) vorgetragen habe, zuzugestehen und leicht einräumen zu können.

<u>Sechstes Kapitel</u>:

Auf welchen Bahnen das Blut, aus der Hohlvene in die Arterien, oder aus der rechten Herzkammer in die linke geführt werde.

Da es wahrscheinlich ist, dass der Zusammenhang des Herzens mit der Lunge, welchen man (wie ich gesagt habe) beim Menschen sieht, Gelegenheit zum Irrtum gegeben hat: so fehlen [diejenigen], welche, während sie über die Theile der Thiere (wie es gewöhnlich alle Anatomen machen) vortragen, und [diese] zeigen, oder kennen lernen wollen, nur den Menschen, und zwar den todten, untersuchen, und sie verfahren wie [solche], welche nach Erforschung e i n e r Staatsform eine Staatslehre verfassen oder [wie diejenigen, welche], wenn sie die Natur e i n e s Ackers kennen, den Ackerbau zu verstehen meinen: sie handeln gerade so, wie wenn sie aus e i n e m Particularvordersatz, auf das Ganze zu schliessen sich bemühten.

Unterdessen würde sich, wenn sie gleicherweise in der Zergliederung der Thiere bewandert wären, wie sie in der Anatomie der menschlichen Leiche geübt sind: diese zweifelhafte Sache, welche alle in Verwirrung erhält, dem Blicke offen und frei von jeder Schwierigkeit darbieten.

Bei den Fischen, welche (da sie keine Lungen haben) nur e i n e Kammer besitzen, ist diess erstlich deutlich genug, denn es ist bekannt, dass [sowohl] durch den blossen Anblick, als mittels Durchschneidung der Arterie (wobei das Blut bei jedem einzelnen Herzschlage hervorstürzt) dem Auge deutlich gezeigt werden kann, dass die an der Herzbasis liegende Blase, ohne Zweifel das Analogon des Ohrs, in das Herz Blut schickt, [und] dass das Herz dieses wieder durch den Canal, sei er eine Arterie, oder ein Analogon einer Arterie, offen fortführt.

Eben dasselbe kann man auch endlich unschwer bei allen Thieren, welche nur e i n e oder anscheinend e i n e Kammer haben, sehen, wie bei der Kröte, dem Frosche, den Schlangen, den Eidechsen, obwohl diese, wie man sagt, eine Art Lunge besitzen, weil sie eine Stimme haben (ich besitze über den bewundernswerthen Bau ihrer Lungen und andres ähnlich viele Beobachtungen, welche nicht dieses Ortes sind) dennoch ist aus der Autopsie klar, dass bei jener das Blut durch den Herzschlag aus den Venen in die Arterien überführt worden ist, und [zwar ist] der Weg offen, deutlich, klar, keine Schwierigkeit, kein Platz für Ungewissheit [ist vorhanden]: bei diesen nämlich verhält sich die Sache, wie beim Menschen, wenn die Herzscheidewand durchbohrt, oder weggenommen worden wäre, oder aus den beiden e i n e Kammer gemacht würde, Niemand wäre, nachdem diess geschehen, glaube ich [mehr] zweifelhaft, auf welchem Weg das Blut aus den Venen in die Arterien übertreten könnte.

Da aber die Zahl der Thiere, welche keine Lungen besitzen, grösser ist, als die derer, welche [eine solche] besitzen, und [da] ähnlich die Zahl derer, die nur e i n e Herzkammer besitzen, grösser ist als die derer, welche zwei besitzen, so ist es leicht, bei den Thieren auf Grundlage des Schlusses vom Vielen auf das Meiste und Ganze festzustellen, dass das Blut durch die Herzhöhle auf offenem Wege aus den Venen in die Arterien überführt wird.

Ich habe aber bei mir überlegt, dass eben dasselbe auch in Bezug auf den Embryo derer, welche Lungen haben ganz klar ist.

Bei der Frucht vereinigen sich die vier Gefässe des Herzens (nämlich die Hohlvene, die Vena arteriosa, die Arteria venalis, und die Aorta, oder Arteria magna) auf andre Weise, als beim Erwachsenen, was alle Anatomen hinlänglich wissen.

Die erste Verbindung, und Vereinigung der Hohlvene mit der Arteria venosa (welche, bevor die Hohlvene sich in die rechte Herzkammer öffnet, oder die Kranzvene abschickt, wenig oberhalb des Austritts aus der Leber statthat) stellt eine seitliche Anastomose dar, das ist, ein weit offenes Loch, von eiförmiger Gestalt, einen durchbohrten Gang aus der Hohlvene nach jener Arterie hin, so dass (wie durch e i n Gefäss) das Blut durch jenes Loch hindurch aus der Hohlvene in die Arteria venosa und das linke Herzohr bis in die linke Kammer aufs freieste und reichlichste durchfliessen kann. Ueber diesem eiförmigen Loche befindet sich an der Gegend, welche nach der Arteria venosa hinsieht, gleichsam als Deckel eine dünne feste Haut, grösser, als das Loch, welche nachträglich bei Erwachsenen, *dieses Loch verschliessend, und überall zusammenwachsend jenes Loch ganz schliesst, und beinahe unkenntlich macht: diese Haut ist, sage ich, so gebaut, dass, wenn sie schlaff in sich zusammenfällt, die Bahn nach den Lungen und dem Herzen leicht aufgethan wird, und [jene] dem aus der Hohlvene zufliessenden Blute zwar leicht weicht, aber verhindert, dass es wieder in die Hohlvene zurückfliesst, so dass es gestattet ist, dafür zu halten, im Embryo könne das Blut beständig durch dieses Loch aus der Hohlvene in die Arteria venosa übertreten, und nun von da in das linke Ohr, nachdem es eingetreten ist, niemals zurückgehen.*

Die zweite Verbindung der Vena arteriosa (welche stattfindet, nachdem jene Vene aus der rechten Kammer ausgetreten [ist und] sich in zwei Zweige theilt) ist gleichsam ein dritter Stamm nach den zwei genannten und gleichsam ein arterieller Canal; von da schräg in die Arteria magna geführt, und durchbohrt: so dass bei Zergliederung von Embryonen zwei Arterien oder aus dem Herzen entspringende Wurzeln der Arteria magna zum Vorschein kommen.

Dieser Gang wird bei Erwachsenen allmählich in ähnlicher Weise dünner, schwindet und trocknet endlich ganz ein, wie die Nabelvene, und verwächst.

Jener arterielle Canal enthält keine die Bewegung des Blutes nach dieser oder jener Seite hin hemmende Haut in sich. Es sind aber an der Mündung jener Vena arteriosa (deren Ableger jener Canal ist, wie ich gesagt habe) drei halbkreisförmige (sigmoideae) Klappen, welche nach dem Innern der Mündung sehen, und dem aus der rechten Kammer auf diesem Wege in die Arteria magna fliessenden Blute leicht nachgeben, dagegen aber verhindern, dass etwas aus der Arterie oder von den Lungen her in der Richtung der geschlossenen rechten Kammer zurückgehe. So dass es auch hier vernunftgemäss ist, anzunehmen, dass beim Embryo, während das Herz sich zusammenzieht, das Blut beständig aus der rechten Kammer auf diesem Wege in die Arteria magna fliesst.

Was gewöhnlich gesagt wird, dass diese zwei so grossen, weiten und offenen Verbindungen nur der Ernährung der Lungen wegen vorhanden seien, und bei Erwachsenen verwachsen und fest werden (weil schon die Lungen wegen ihrer Wärme, und Bewegung reichlichere Nahrung verlangten), ist eine zu verwerfende und schlecht zusammenhängende Erdichtung. Und ähnlicherweise ist es falsch, dass man sagt, das Herz feiere im Embryo, und thue nichts, und bewege sich nicht, weshalb die Natur diese Uebergangsstellen wegen der Ernährung der Lungen zu machen gezwungen war: da im Ei, das die Henne bebrütet hat, und soeben erst aus dem Uterus ausgetretenen Embryonen durch die Autopsie klar ist, dass sowohl das Herz, wie bei Erwachsenen sich bewegt, als auch die Natur, durch keine solche Nothwendigkeit gedrängt wird: welche Bewegung nicht allein diese [meine] Augen oft bezeugten, sondern [die] auch Aristoteles selbst bezeugt: „der Puls (sagt er) ist gleich anfangs bei der Entwicklung des Herzens sichtbar, was sowohl bei der Vivisektion, als bei der Bildung des Huhns aus dem Ei wahrgenommen wird." Ja wir beobachten auch, dass diese Wege (sowohl bei der menschlichen Gattung als bei den übrigen Thieren) nicht allein offen, und bis zur Zeit der Geburt offen stehend sind (wie die Anatomen angemerkt haben), sondern sogar Jahre hindurch, damit ich nicht sage, während des ganzen Lebens, wie bei der Gans, bei Buccago, und den meisten Vögeln, und besonders bei den kleineren Vögeln. Diese Sache hat vielleicht Botallo [zum Glauben] verleitet, er habe einen neuen Durchgang für das Blut aus der Hohlvene in die linke Kammer gefunden, und ich gestehe, dass auch ich, als ich dies zuerst bei einer grösseren schon ausgewachsenen Maus gefunden, im Augenblick etwas der Art geglaubt habe.

Daraus ersieht man, dass beim menschlichen Embryo, ja auch bei andern, bei welchen jene Verbindungen nicht verwachsen, eben dasselbe geschieht, dass das Herz durch seine Bewegung das Blut auf offen stehenden Bahnen aus der Hohlvene in die Arteria magna mittelst des Zuges einer jeden der beiden Kammern ganz offen überführt. die rechte nämlich treibt von da das Blut, indem sie es von den Ohren empfängt, durch die Vena arteriosa zu ihrem (canalis arteriosus genannten) Ableger in die Arteria magna. Aehnlich empfängt die linke zur selben Zeit mit Hilfe der Bewegung des Ohres Blut (nämlich aus der Hohlvene durch das eiförmige Loch in jenes linke Ohr geleitetes) und treibt es durch ihre eigene Spannung und Zusammenschnürung zugleich durch die Wurzel der Aorta in die Arteria magna.

So verwendet die Natur bei Embryonen, während die Lungen inzwischen feiern und keine Tätigkeit oder Bewegung besitzen, wie wenn sie nicht vorhanden wären, die zwei Herzkammern zur Fortschaffung des Blutes wie eine einzige. Auch das Verhalten der Embryonen, welche Lungen haben, da sie die Lungen noch nicht benutzen, ähnlich, wie das der Thiere, welche keine Lungen haben.

Daher leuchtet auch in diesen Dingen die Wahrheit so klar hervor, dass das Herz durch sein Schlagen Blut aus der Vena cava in die Arteria magna, auf einestheils so weiten, anderntheils so offenen Bahnen überführt und übergiesst, wie wenn, wie ich gesagt habe, beim Menschen die beiden Kammern (nach Wegnahme der Scheidewand derselben) gegenseitig offen durchgängig gemacht worden wären. Weil daher beim grösseren Theile der Thiere, und zu irgend einer Zeit bei allen, jene sehr weiten Wege, welche zur Ueberleitung des Blutes durch das Herz dienen, vorhanden sind, so bleibt übrig, dass wir jenes untersuchen. Entweder, warum wir nicht der Ansicht sind, dass bei einigen Thieren (wie beim Menschen), und zwar bei den wärmeren und ausgewachsenen, nicht durch die Lungensubstanz hindurch das vor sich geht, was die Natur beim Embryo zu jener Zeit, in der die Lungen nicht verwendet wurden, auf jenen Wegen, welche sie wegen Mangels eines Durchgangs durch die Lungen herzustellen gezwungen war, bewirkt hat. Oder, warum es besser ist (denn die Natur thut immer, was das bessere ist), dass die Natur für den Durchgang des Blutes bei Erwachsenen jene weiten Bahnen, welche sie vorher beim Embryo und der Frucht benutzt hatte, und bei allen andern Thieren benutzt, geschlossen, und nicht irgend andre für jenen Durchtritt des Blutes eröffnet hat, sondern sie so ganz unwegsam macht.

Dergestalt ist die Sache bereits dahin gediehen, wie bei jenen, welche bei dem Menschen Wege suchen, wie das Blut aus der Hohlvene in die linke Kammer und die Arteria venosa trete. Mehr der Mühe werth wäre es, und richtiger würde es scheinen, wenn sie die Wahrheit mittels Zergliederung von Thieren erforschen wollten, damit sie die Ursache aufsuchen, warum die Natur bei grösseren und vollkommneren und dazu ausgewachsenen Thieren lieber das Blut durch das Parenchym der Lungen, als wie bei allen übrigen durch weit offene Bahnen treten lassen will (da sie einsehen würden, dass kein andrer Weg und Uebergang ausgedacht werden kann, liege nun der Fall so, weil die grösseren und vollkommeneren Thiere wärmer sind und deren Wärme, wenn sie ausgewachsen sind (damit ich mich so ausdrücke), mehr brennt und es gut ist, dass sie gelöscht wird: desshalb dringe es [nämlich das Blut] und werde es durch die Lunge geleitet, damit es durch die eingeathmete Luft abgekühlt und vor Aufwallung und Erstickung bewahrt wird, oder liege er anders. Aber diess feststellen und die ganze Erklärung geben, heisst nichts anderes thun, als erforschen, wesswegen die Lungen vorhanden sind. Und obwohl von mir über diese und deren Nutzen, und Bewegung, und über die ganze Auslüftung, und über die Nothwendigkeit und die Verwendung der Luft und über anderes der Art: und über die verschiedenartigen dieserhalb bei den verschiedenen Thieren vorhandenen Organe: vieles durch möglichst zahlreiche Beobachtungen gefunden worden ist: so will ich [doch], damit ich nicht zu sehr durch Abschweifen von meinem Vorwurfe, nämlich der Bewegung und Verrichtung des Herzens, etwas anderes zu thun, und den Posten zu verlassen, die Sache zu verwirren und zu umgehen scheine, diese Dinge, als in einer eigenen Abhandlung passender auseinanderzusetzende, bei Seite lassen. Und ich will, was übrig bleibt, darzuthun versuchen, damit ich zum vorgesteckten Ziele zurückkehre.

Wahrlich ich behaupte, dass das Blut bei den vollkommeneren und wärmeren und dazu ausgewachsenen Thieren (wie beim Menschen) aus der rechten Herzkammer durch die Vena arteriosa in die Lungen und von da durch die Arteria venosa [Lungenvene] in das linke Ohr und hierauf in die linke Herzkammer tritt: und [zwar] erstens, diess sei möglich, dann, es verhalte sich [in der That] so.

Siebentes Kapitel:

Dass das Blut aus der rechten Kammer des Herzens durch das Lungenparenchym in die Arteria venosa, und die linke Kammer trete [wird dargethan].

Dass man Thränen vergiessen kann und nichts dem entgegen steht, dass es wirklich geschehe, ist bekannt genug, wir wollen auch bedenken, dass und auf welche Weise das durch die Masse der Erde durchtretende Wasser Bäche und Quellen schaffe oder wie die Schweisse durch die Haut [treten]: wie der Harn durch das Nierenparenchym fliesse, wollen wir aber untersuchen. Man kann bei denen, welche Mineralwasser solches de la Madonna (wie sie es nennen) im Gebiete von Padua, oder andere säuerliche oder schwefelhaltige [Wasser] trinken, oder welche schoppenweise das Getränke hinabgiessen, beobachten, dass sie innerhalb einer oder zwei Stunden das Ganze auf dem Weg der Blase ausleeren. Jene Menge muss einige Zeit in Verdauung verbleiben. sie muss durch die Leber (wie alle zugestehen, dass an jedem einzelnen Tag zweimal der Saft der eingeführten Nahrung es thue), sie muss durch die Venen, durch das Nierenparenchym, durch die Harnleiter in die Blase fliessen.

Warum also höre ich solche, welche als etwas Unmögliches und auf keine Weise glaublich zu Erachtendes es abläugnen, dass das Blut, ja die ganze Blutmenge, durch die Lungensubstanz, gleichwie der Nahrungssaft durch die Leber trete? Diese Menschensorte (ich rede mit dem Dichter) gesteht da, wo sie will, leicht zu: wo sie nicht will, durchaus nicht: da, wo es nöthig ist, hüten sie sich, Beweise zu liefern, da, wo es nicht nöthig ist, hüten sie sich nicht.

Das Parenchym der Leber ist viel dichter, und ähnlich das der Niere: das der Lunge ist von viel weniger dichter Textur. Und wenn sie den Nieren und der Leber verglichen wird, von schwammiger [Textur].

Die Leber enthält nichts Treibendes, keine zusammenziehende Kraft; in der Lunge wird durch den Puls der rechten Herzkammer das Blut, durch dessen Antrieb die Gefässe und Porositäten der Lunge nothwendigerweise ausgedehnt werden, fortgetrieben. Ausserdem erheben sich beim Atmen und fallen die Lungen zusammen, wodurch nothwendigerweise die Porositäten und Gefässe geöffnet und geschlossen werden, wie es bei Schwämmen und allen mit einem schwammigen Bau ausgestatteten Theilchen geschieht, so oft sie zusammengedrückt und wieder ausgedehnt werden. Dagegen ruht die Leber, und man sieht, dass sie nicht so erweitert und zusammengedrückt wird.

Zuletzt wenn es Niemanden gibt, der nicht zugesteht, dass der ganze Saft der eingeführten Nahrung, sowohl beim Menschen, als beim Ochsen oder den grössten Thieren, durch die Leber in die Hohlvene fliesst. Und wenn es nothwendig ist, dass die Nahrung auf irgend einem Wege in die Venen durchtritt und durchgeht (wenn Ernährung stattfinden soll) und [wenn] kein andrer Weg besteht, als wir nach dem Vorigen zu versichern gezwungen sind: warum besitzen sie nicht infolge derselben Gründe einen ähnlichen Glauben betreffs des Durchgangs des Blutes; durch die Lungen bei diesen im ausgewachsenen Zustande, und sie sollten [doch] mit dem sehr erfahrenen und gelehrten Anatomen [Matteo Realdo] Colombo wegen der Weite und des Baues der Lungengefässe und deshalb, weil die Arteria venosa und die Kammern immer mit Blut, welches nothwendigerweise aus den Venen dahin gekommen sein muss, gefüllt sind, das annehmen und glauben, dass auch kein andrer Pfad, als der durch die Lungen existiere, wie sowohl jener [annimmt], als ich, vorher Gesagtem zufolge, entsprechend der Autopsie und anderen Beweisen annehme.

Wenn es aber Einige gibt, die nur nach Anführung von Autoritäten etwas zugeben, die mögen wissen, dass diese Wahrheit aus den Worten Galen's selbst bewiesen werden kann; nämlich [die], es könne nicht allein das Blut, aus der Vena arteriosa in die Arteria venosa, und von da in die beiden Herzkammern und nachher in die Arterien übergehen: diess aber geschehe durch den ununterbrochenen Herzschlag und die Bewegung der Lungen beim Athmen.

Es sind aber an der Mündung der Vena arteriosa, drei halbkreisförmige oder halbmondförmige Klappen, welche durchaus nicht gestatten, dass das in jene Vena arteriosa eingetriebene Blut ins Herz zurückkehrt.

Das kennen alle, nämlich die Nothwendigkeit und die Verrichtung dieser Klappen, da Galen [jene] mit folgenden Worten erläuternd (sagt): „Ueberall gibt es eine gegenseitige Anastomose, und ein Offensein von kleinen Mündungen an den Arterien und den Venen, und sie nehmen Blut, und Spiritus mittelst gewisser unsichtbarer und ganz enger Bahnen insgesammt aus sich herüber.

Wenn nun die Mündung der Vena arteriosa selbst stets ebenso offen gewesen wäre, und die Natur keine Einrichtung erfunden hätte, welche sie, wenn es an der Zeit ist, schliessen und wieder öffnen könnte. So hätte es nie geschehen können, dass durch unsichtbare, und unscheinbar kleinste Mündungen das Blut (nach Zusammenziehung des Thorax) in die Arterien herübergenommen würde: denn nicht das ganze [Blut] wird aus jeder [Arterie] angezogen und gleicherweise abgelassen. Wie aber das, was schlüpfrig ist, leichter als das, was schwer beweglich ist, von ausgeweiteten Förderwegen angezogen, von engen aber ausgepresst wird: so wird auch etwas durch eine weite Bahn schneller, als durch eine enge angezogen, und wieder abgestossen. Wenn aber der Brustkorb sich zusammenzieht, so pressen die in Bewegung gebrachten und inwendig stark zusammengedrückten venösen Arterien, welche in der Lunge sind, Spiritus, der in ihnen selbst ist, so schnell als möglich aus; nehmen aber durch jene feinen Öffnungen einen Theil des Blutes auf, was fürwahr niemals hätte geschehen können, wenn das Blut durch eine sehr grosse Mündung (wie die der Vena arteriosa am Herzen ist) wieder hätte zurückgehen können: nun aber tritt, nachdem der Rückweg durch eine grosse Mündung, während sie überall zusammengedrückt wird, verschlossen ist, durch jene kleinen Oeffnungen etwas in die Arterien und wenig später im folgenden Kapitel: „Je heftiger der Brustkasten sich, das Blut wegschaffend spannt, desto genauer schliessen die Häute (nämlich die halbkreisförmigen Klappen) die Oeffnung selbst, und lassen nichts zurückgehen": und so auch kurz vorher in demselben 10. Kapitel: „ Wenn keine Klappen da wären, würde [daraus] ein dreifacher Nachteil erfolgen, dass das Blut selbst vergebens diesen langen Lauf hernach durchwanderte. Indem es bei der Diastole der Lunge zwar herzufliesst und alle Venen, welche in ihr sind, wieder verstopft, bei der Systole aber [sich verhält], gleichwie eine Meerfluth, ähnlich der mehrmals hier- und dorthin zurückgehenden Bewegung des Euripus, welche dem Blute ganz und gar nicht gemäss ist. Aber diess könnte geringfügig erscheinen. Weil es aber inzwischen auch den Nutzen der Athmung selbst schwächt, so ist das nicht gering zu achten" etc.(Und kurz darauf.) „Und auch ein dritter, durchaus nicht zu unterschätzender Nachtheil würde erfolgt sein, wenn das Blut bei der Ausathmung wieder zurückgewandert wäre, wenn nicht unser Künstler den Anwuchs [Epiphysis] der Membran gemacht hätte", woraus er im 11. Kap. schliesst. „Die gemeinsame Verrichtung aber von dem allem, nämlich der Klappen ist, zu verhindern, dass die Stoffe wieder zurückwandern, der beiden eigenthümlicher [Nutzen], nämlich der aus dem Herzen wegleitenden [Klappen], aber ist der, dass [jene] nicht mehr in [diese] selbst zurückgehen; der der einwärtsleitenden aber [der], dass sie [die Stoffe] nicht aus ihm selbst herausfliessen: denn die Natur wollte nicht das Herz durch vergebliche Arbeit ermüden, und nicht das einmal dahin, woher sie anzuziehen unternommen hatte, aussenden, noch ebenso wieder aus jenem Theile ausführen, zu welchem zu schicken nothwendig war. Weil es daher gerade vier Oeffnungen gibt, je zwei in jeder Kammer, so führt die eine ein, die andre aber führt aus.

Und wenig später:" da weiter das eine Gefäss, welches aus einer einfachen Haut besteht, an das Herz angefügt ist, das andre aus ihm selbst beiderseits doppelt nach einem beiden gemeinsamen Orte (nämlich nach der rechten Kammer: so meint Galen, und ich [meine] zufolge derselben Ueberlegung ähnlicherweise die linke Kammer des Herzens) weitergeführt wird, so war es gleichsam nöthig, dass ein Sammelbehälter hergestellt werde, nach welchem hin zwar durch das eine [Gefäss], insofern sie beide dahin reichen, Blut angezogen, durch das andere aber [solches] abgelassen wird."

Den Beweis, welchen Galen für den Durchgang des Blutes aus der Hohlvene durch die rechte Kammer in die Lungen anführt, eben denselben gestatte man uns, nachdem bloss die Namen gewechselt worden, richtiger für den Uebertritt des Blutes aus den Venen durch das Herz in die Arterien zu verwenden. Daher geht aus den Stellen und Worten Galen's, des göttlichen Mannes, des Vaters der Aerzte, deutlich hervor, dass das Blut auch aus der Vena arteriosa durch die Lungen hindurch in die Zweigchen der Arteria venosa tritt, einestheils mit Hilfe des Herzschlages, dann mit Hilfe der Bewegung der Lungen und des Brustkorbs. Ja sogar [geht daraus hervor], dass das Herz beständig Blut in die Kammern, wie in einen Vorrathsbehälter, aufnimmt und wegleitet, und dass deshalb vier Arten von Klappen, zwei der Einführung, zwei der Wegleitung des Blutes dienen; damit das Blut nicht nach Art des Euripus unzweckmässig hier- und dorthin getrieben wird, oder wieder rückwärts geht, von wo es bezogen wurde, und aus dem Theile zurückfliesst, zu dem es nothwendigerweise hingeleitet werden musste. Und damit nicht so das Herz durch vergebliche Arbeit ermüdet und die Athmung der Lunge behindert würde. Endlich leuchtet unsre Versicherung deutlich ein, dass das Blut beständig und ohne Unterlass durch die Porositäten der Lunge aus der rechten in die linke Kammer, aus der Hohlvene in die Arteria magna hindurchtritt: denn da beständig Blut aus der rechten Kammer in die Lunge durch die Vena arteriosa eingeleitet, und gleicherweise beständig aus den Lungen in die linke abgeführt wird (was aus dem Gesagten, und der Lage der Klappen hervorgeht) so kann es der Fall sein, dass es beständig durchtritt.

Und ebenso ist es möglich, dass beständig Blut aus der Hohlvene in die Aorta geht, da stets und in einem fort Blut in die rechte Kammer ein- und beständig (was gleicherweise sowohl durch die Vernunft, als die Sinne ersichtlich ist) aus der linken austritt. Daher ist, wovon aus Zergliederungen bekannt ist, dass es bei den Thieren zum grösseren Theil und völlig bei allen, bis sie ausgewachsen sind, durch sehr weite Bahnen hindurch vor sich geht, daher ist, sage ich, sowohl aus Galen's Worten, als aus dem vorher Gesagten gleicherweise zu ersehen, dass bei denselben, wenn sie ausgewachsen sind, diess durch die verborgenen Porositäten der Lungen und die kleinen Oeffnungen der Gefässe dieser von Statten geht. Daher leuchtet ein, dass die Natur, obwohl e i n e Herzkammer, nämlich die linke, für die Vertheilung des Blutes durch den Körper und für die Fortführung aus der Hohlvene, wie auch bei allen, welche der Lungen entbehren, der Fall ist, hingereicht hätte, dennoch, wenn sie das Blut selbst durch die Lungen hindurch überseihen wollte, gezwungen war, die rechte Kammer hinzuzufügen, damit durch deren Puls das Blut aus der Hohlvene eben durch die Lungen in den Raum der linken Kammer getrieben würde. Und auf diese Weise muss man sagen, dass die rechte Kammer wegen der Lungen und wegen der Ueberführung des Bluts, nicht bloss der Ernährung halber [vorhanden ist]: da es für ganz unzweckmäßig zu erachten ist, dass die Lungen eines solchen Vorraths und einer gegebenen so grossen Ansammlung von Nährmitteln, einer um so viel reineren, und geistigeren (nämlich unmittelbar von den Herzkammern zugeführten) Nahrung bedürfen, als die reinste Substanz des Gehirns oder der glänzendste und göttliche Bau der

Augen oder das Fleisch des Herzens selbst, (welches besser durch die Kranzarterie ernährt wird).

<u>Achtes Kapitel</u>:

Ueber die Menge des aus den Venen in die Arterien durch das Herz hindurchgehenden Blutes, und über die Kreisbewegung des Blutes

Es gibt vielleicht Einige, welche, nachdem vorher entweder die Autorität des Galen, oder die des Colombo angezogen worden ist, sagen, dass sie [dem] bis dahin über die Fortleitung des Bluts aus den Venen in die Arterien, und über die Bahnen, welche es durchläuft, und [dem darüber] wie es infolge des Herzpulses passirt? und sich vertheilt [Gesagten] zustimmen; wenn ich aber jetzt das, was über Menge und Vorrath jenes durchtretenden Blutes zu sagen übrig bleibt, (mit Verlaub! der Betrachtung sehr werthe Dinge) gesagt haben werde: so ist das so neu und unerhört, dass ich nicht allein infolge der Missgunst Einiger Uebles für mich fürchte, sondern auch besorge, ich bekomme alle Menschen zu Feinden, so mächtig ist bei allen die Gewohnheit, oder die einmal eingesogene und mit tiefen Wurzeln befestigte, gleichsam zur zweiten Natur gewordene Lehre, und [so sehr] bezwingt [alle] die verehrungswürdige Vermuthung des Alterthums. Wie dem auch sei, der Würfel ist gefallen, meine Hoffnung ruht auf der Liebe zur Wahrheit, und der Herzensredlichkeit der Gelehrten: Wohlan! [also], da ich sowohl infolge des Versuchs halber [angestellter] Vivisektionen, als auch gemäss der Eröffnung von Arterien, als auch vielgestaltiger Untersuchung; dann zufolge der Symmetrie der Herzkammern und der ein- und austretenden Gefässe, und [deren] Grösse, (da die Natur, weil sie nichts vergeblich thut, nicht umsonst diesen Gefässen eine verhältnismässig so bedeutende Grösse zugetheilt haben würde) dann gemäss der geschickten und sorgfältigen Herrichtung der Klappen und der Fasern, und des übrigen Baus des Herzens, und zufolge vieler andern [Wahrnehmungen] öfters und ernstlich mit mir überlegt und lange Zeit hindurch im Geiste überdacht hatte, wie gross die Menge [des Blutes] sein möchte: wie gross nämlich die Menge des übergeleiteten Blutes sein möchte, in wie kurzer Zeit diese Ueberleitung vor sich gehe, und weil ich beobachtet habe, dass der Saft der eingeführten Nahrung [zur Erklärung] nicht ausreiche; ja dass wir die leeren, ganz entleerten Venen und Arterien anderntheils infolge des Eintritts zu vielen Blutes zerreissen sehen würden, wenn nicht das Blut irgendwo aus den Arterien in die Venen von neuem zurückgehen und zur rechten Herzkammer zurückkehren würde.

So fing ich bei mir zu überdenken an, ob [das Blut] eine gleichsam im Kreise [vor sich gehende] Bewegung besitze, fand nachher, dass diese die wahre sei, und dass das Blut aus dem Herzen durch die Arterien in den Körper, und in alle Theile durch den Puls der linken Herzkammer, gleichwie in die Lungen durch die Vena arteriosa von rechtsher vor- und eingetrieben werde; und dass es wieder durch die Venen in die Hohlvenen und bis zum rechten Herzohr, gleichwie aus den Lungen durch die als venosa bezeichnete Arterie zum linken Ventrikel, wie vorher gesagt worden ist, zurückgehe.

Diese Bewegung möge man in demselben Sinne eine kreisförmige zu nennen gestatten, in welchem Aristoteles den Nebel und den Regen als eine Kreisbewegung der oberen [Regionen] bezeichnet. Nämlich die feuchte von der Sonne erwärmte Erde dünstet aus, die in die Höhe geführten Dämpfe verdichten sich, fallen zu Regen verdichtet nieder, machen die Erde nass und in diesem Sinne gehen hier Erzeugung und Entstehung der Gewitter und der Meteorischen Niederschläge in einer von der Sonne durch Hin- und Rückgang bewirkten Kreisbewegung von statten.

So mag es wahrscheinlich im Körper der Fall sein, dass durch die Blutbewegung alle Theile mit wärmerem, vollkommenem, dunstigem, (so zu sagen) spirituösem, nährkräftigem Blut ernährt, erwärmt, belebt werden: dass das Blut dagegen in den Theilen abgekühlt, dicker und von da gleichsam zur Weihe nach dem Anfange, nämlich nach dem Herzen zurückgebracht werde; es kehrt gleichsam wieder zur Quelle oder zu den Hausgöttern des Körpers, der Wiedererlangung seiner Vollkommenheit wegen zurück: dort wird es durch natürliche, kräftige, wallende Wärme, gleichsam den Schatz des Lebens, von neuem flüssig, und wird, mit Spiritus, und (so zu sagen) Balsam geschwängert, von da wieder vertheilt, und das alles hängt von der Bewegung und dem Pulse des Herzens ab.

So ist das Herz der Anfang des Lebens und die Sonne des Mikrokosmos (wie die Sonne entsprechenderweise das Herz der Welt genannt zu werden verdient), durch dessen Kraft, und Schlag das Blut bewegt, vervollkommnet, belebt und vor Verderbnis und Gerinnung bewahrt wird: und sein Amt verrichtet durch Ernährung, Erwärmung, Belebung jener Hausgott, die Grundlage des Lebens, der Urheber von Allem, für den ganzen Körper; aber wir werden davon zweckmässiger reden, wenn wir der Endursache dieser Bewegung nachforschen werden.

Daher gibt es, da die Venen Bahnen und Gefässe zur Fortschaffung des Blutes sind, eine doppelte Art derselben, die Hohlvene und die Aorta, nicht nach Massgabe der Körperseite (wie Aristoteles meint), sondern nach Amt, und nicht (wie gemeinhin gesagt wird), dem Bau nach (da bei vielen Thieren (wie ich gesagt habe) die Vene von der Arterie nicht in der Dicke der Haut unterschieden ist), sondern nach Amt und Gebrauch verschieden, es sind beide, Vene und Arterie, desshalb von den Alten nicht unverdienter Weise Venen genannt worden (wie Galen bemerkt hat), weil diese, nämlich die Arterie, ein das Blut aus dem Herzen in den Körper abführendes Gefäss ist; jene ein das Blut wieder ins Herz [zurück-

führendes]; diese eine Bahn vom Herzen weg; jene [eine] zum Herzen; jene enthält rohes [unfertiges], entkräftetes Blut, das der Ernährung schon gedient hat, unbrauchbar [ist], diese gekochte [fertige] Nahrung.

<u>Neuntes Kapitel</u>:

Es gibt zufolge des bewiesenen ersten Satzes einen Blutumlauf.

Damit aber Keiner sagt, wir geben Worte, und stellen nur schön klingende Behauptungen ohne Unterlage auf, und wir machten ohne gehörigen Grund Neuerungen: so sind drei Dinge zu beweisen, nach deren Sicherstellung nothwendigerweise, wie ich glaube, diese Wahrheit folgt und die Sache erwiesen ist.

Erstens, dass beständig und in Einem fort Blut aus der Hohlvene in die Arterien durch den Herzschlag in solcher Menge übergeleitet wird, dass der Vorrath nicht von den aufgenommenen [Nahrungsstoffen] herrühren kann, und so stark, dass die ganze Masse von dorther überfliesst.

Zweitens, dass gleicherweise beständig und in Einem fort in jedes Glied und [jeden] Theil durch die Arterien Blut in viel grösserer Menge eingetrieben wird und eintritt, als für die Ernährung erforderlich ist oder in [seiner] ganzen Masse herbeigeschafft werden kann.

Und drittens, dass die Venen aus einem jeden Gliede dieses Blut beständig in den Herzraum zurückführen.

Ist diess erwiesen, so wird, glaube ich, klar sein, dass das Blut von dem Herzen in die Extremitäten und von da wieder in das Herz umläuft, zurückkehrt, fortgetrieben wird und zurückfliesst, und so gleichsam eine Kreisbewegung vollbringt.

Machen wir die Unterstellung (sei es in Gedanken, oder beim Versuche), wie viel Blut die linke Kammer bei der Erweiterung (wenn sie gefüllt ist) enthalte, entweder zwei Uncen, oder 1½ Unc., ich habe beim Todten über 2 gefunden.

Machen wir ähnlich die Unterstellung, um wie viel kleiner das Herz in der Zusammenziehung sei, oder um wie viel sich das Herz zusammenziehe, und einem um wie viel kleineren Fassungsraum es in der Zusammenziehung selbst habe, oder wie viel Blut es bei [seinen] Zusammenziehungen in die Arteria magna forttreibe: (denn dass es immer etwas bei der Systole forttreibt ist sowohl vorher Kap. 3 bewiesen worden, als gestehen [diess auch] Alle, durch den Bau des Herzens überzeugt, zu): und es möge als wahrscheinliche Vermuthung aufzustellen gestattet sein, es werde in der Arterie der vierte, oder der fünfte, oder der sechste oder zum wenigsten der achte Theil eingetrieben.

Machen wir dergestalt die Unterstellung, dass bei den einzelnen Herzschlägen ½ Unc. oder 3 Drachmen oder 1 Drachme Blut, welche in Folge des Hindernisses der Klappen nicht in's Herz zurückkehren kann, fortgetrieben werde.

Das Herz macht in einer halben Stunde mehr als tausend Schläge, ja bei Einzelnen, und zu gewissen Zeiten zwei, drei oder vier Tausend. Nach Multiplication der Drachmen nun wirst du ersehen, dass in einer halben Stunde entweder drei- oder zweitausend Drachmen, oder fünfhundert Uncen, oder eine dem proportionierte Menge Blutes als durch das Herz in die Arterien übergeleitet, immer von grösserer Menge, als im ganzen Körper vorhanden ist, gefunden wird. Aehnlich gehen dann beim Schafe, oder beim Hunde, es soll bei einer Zusammenziehung des Herzens ein Scrupel sein, in einer halben Stunde tausend Scrupel oder beinahe 3 ½ Pfund Blut hindurch, in einem Körper, in dem meistens nicht mehr als 4 Pfund Blut, das habe ich beim Schafe durch Versuch gefunden, enthalten ist.

Dergestalt möchte es fast zufolge der angestellten Rechnung, wonach wir vermuthen könnten [als sei] zu viel des Blutes [als] durchgeleitet [angenommen], und nach Zählung der Pulsationen, scheinen, dass die ganze Menge der Blutmasse aus den Venen durch das Herz und ähnlich durch die Lungen in die Arterien durchfliesse.

Mag es aber sein, dass nicht in einer halben Stunde, sondern in 1 Stunde, oder in 1 Tage, wie es augenscheinlich ist, durch das Herz infolge seines Pulses in Einem fort mehr Blut fortgeleitet wird, als sowohl die eingeführte Nahrung liefern, als zugleich in den Venen enthalten sein kann.

Auch kann man nicht sagen, dass das Herz bei seiner Zusammenziehung einmal [etwas] andremal nichts, oder nahezu nichts und etwas nur in der Einbildung und dem Scheine nach vorhandenes vortreibe. Denn [dass] diess [nicht sein kann], ist vorher bewiesen worden und ist [ein solches Verhalten] überdiess dem Verstande und der Vernunft zuwider. Denn wenn nothwendigerweise die Kammern bei erweitertem Herzen mit Blut gefüllt sein müssen, so muss auch das zusammengezogene [Herz] stets [etwas] und zwar nicht wenig forttreiben, da sowohl die [einzelnen] Züge [des Herzens] nicht klein [sind], als [auch] die Zusammenziehung nicht unbedeutend ist: nämlich in jeder Proportion: es muss [demzufolge], wie das Verhältnis der Capazität des Zusammengezogenen zu jener erweiterten Kammer [einmal] ist, etwa die dreifache, sechsfache, oder achtfache Proportion des abgelassenen zum vorher enthaltenen oder zu dem bei der Erweiterung [die Kammer] füllenden vorhanden sein. Und da es nicht der Fall ist, dass [das Herz] bei der Erweiterung mit nichts oder mit etwas nur in der Einbildung und dem Scheine nach vorhandenem gefüllt wird. So treibt es bei der Zusammenziehung niemals nichts oder etwas nur in der Einbildung und dem Scheine nach vorhandenes aus, sondern immer etwas nach Proportion der Zusammenziehung. Daher muss man schliessen, wenn das Herz bei e i n e m Schlage beim Menschen, oder beim Schafe, oder beim Och-

sen, eine Drachme forttreibt, und tausend Schläge in einer halben Stunde stattfinden, so geschieht es in derselben Zeit, dass 10 Pfund und 5 Unc. fortgetrieben worden sind. Wenn bei e i n e m Schlage 2 Drachmen, [dann] 20 Pfund und 10 Unc. Wenn e i n e Unce, so geschieht es (sage ich), dass 83 Pfund und 10 Unc. in einer halbenm Stunde aus den Venen in die Arterien fortgetrieben worden sind.

Aber wie viel jedes Mal bei den einzelnen Pulsationen, und wann mehr, und wann weniger, fortgetrieben wird, und warum [das], das wird nachher aus vielen von mir [gemachten] Beobachtungen vielleicht klar werden.

Inzwischen weiss ich das und will ich alle daran erinnern, dass das Blut manchmal in geringerer Menge durchfliesst, und der Blutumlauf zuweilen rascher, zuweilen langsamer sich vollzieht, je nach Temperament, Alter, äusseren und inneren Ursachen, und natürlichen oder unnatürlichen Verrichtungen, [wie] Schlaf, Ruhe, Lebensweise, Uebungen, Leidenschaften, und ähnlichen Dingen.

Wenn aber in der That das Blut sei es auch in geringster Menge durch die Lungen und das Herz durchfliesst, so wird es in weit reichlicherer Menge in die Arterien und den ganzen Körper abgeführt, als möglicher Weise von der Einführung der Nahrungsmittel herrühren kann, oder überhaupt [vorhanden sein könnte], wenn nicht eine Rückkehr durch den Umlauf stattgefunden hätte.

Diess auch wird durch den gewöhnlichen Menschenverstand denen, welche einer Vivisektion zuschauen, klar, dass nicht allein, wenn eine grosse Arterie, sondern auch (was Galen für den Menschen selbst bestätigt), wenn irgend eine und sei es die kleinste Arterie durchschnitten worden ist, beinahe im Zeitraum einer halben Stunde die ganze Blutmenge, sowohl aus dem ganzen Körper, als auch aus den Venen und den Arterien herausgeschafft sein wird.

Aehnlicherweise können die Metzger diess allen bezeugen, wenn sie nach Durchschneidung der Jugulararterien beim Schlachten eines Ochsen in weniger als einer halben Stunde die ganze Blutmenge ablassen und alle Gefässe leer machen, beim Abschneiden von Gliedern und Geschwülsten sehen wir ebenso, dass infolge grossen Blutverlustes manchmal dasselbe in kurzer Zeit geschieht.

Und es berührt die Kraft dieses Beweises nicht, wenn Jemand sagt, dass beim Abschlachten und Gliederabschneiden ebenso viel, wenn nicht mehr Blut durch die Venen, als durch die Arterien abfliesse, da die Sache sich gegentheilig verhält: denn die Venen liefern, dieweil sie zusammenfallen, weil keine das Blut austreibende Kraft in ihnen [wirkt], und weil die Stellung der Klappen (wie später klar werden wird) ein Hindernis abgibt, nur wenig [Blut]. Die Arterien aber treiben mit Gewalt reichlicher und ungestümer das eingetriebene Blut nach aussen, gleichsam als würde es mit einer Spritze ausgetrieben: die Sache kann man aber erfahren, wenn die Venen beim Schafe oder Hunde bei Seite geschoben und die Jugular[arterien] eingeschnitten sind; und es wird wunderbar erscheinen, mit welchem Ungestüm, und mit wie grossem Antrieb, wie schnell das ganze

Blut aus dem ganzen Körper, sowohl aus den Venen, als den Arterien sich entleert. Dass aber die Arterien nirgendwo Blut aus den Venen erhalten können, als nachdem die Ueberleitung durch das Herz hindurch geschehen ist, ist aus dem vorher Gesagten klar; aber [diess] ist [auch] nicht zu bezweifeln, wenn du bei Unterbindung der Aorta an der Wurzel des Herzens und bei Eröffnung der Jugularis oder einer andern Arterie nur die Arterien leer, und die Vene gefüllt gesehen haben wirst.

Daraus wirst du klar die Ursache ersehen, warum bei der Sektion so viel Blut in den Venen, in den Arterien aber wenig gefunden wird, warum viel in der rechten Kammer, wenig in der linken enthalten ist (was den Alten Vielleicht Gelegenheit zum Zweifel und zum Glauben gegeben hat, dass in jenen Höhlen nur Spiritus enthalten sei, solange das Thier am Leben) die Ursache ist wohl, dass nirgends ein Uebergang aus den Venen in die Arterien, ausser durch das Herz selbst und durch die Lungen, gegeben ist. Wenn sie [die Thiere] aber todt sind, und die Lungen aufhören, bewegt zu werden, so wird das Blut verhindert (wie beim Embryo früher bemerkt worden ist, es sei wegen Fehlens der Lungenbewegungen, welche die verborgenen und unsichtbaren Oeffnungen und Porositäten öffnen und schliessen), aus den Zweigchen der Vena arteriosa in die Arteria venosa, und von da in die linke Herzkammer durchzutreten, da aber das Herz nicht zugleich mit den Lungen bewegt zu werden, sondern [erst] nachher zu schlagen aufhört: weiter zu leben fortfährt: so geschieht es, dass die linke Kammer, und die Arterien Blut in die Venen zum Körper senden und nicht durch die Lungen aufnehmen, und dadurch gleichsam leer gemacht sind.

Aber auch das bewirkt nicht wenig Zutrauen zu unserer Sache, dass keine andre Ursache dieses [Verhaltens] angeführt werden kann (als die wir zufolge unsrer Unterstellung beigebracht haben).

Ausserdem wird daraus klar, dass der Körper desto schneller bei jeder Hämorrhagie blutleer wird, je mehr oder je heftiger die Arterien schlagen.

Daher kommt es auch, dass, wenn das Herz bei jeder Ohnmacht, bei jeder Furcht, oder dergleichen langsamer und schwächer, ohne Kraft schlägt, jede Hämorrhagie gestillt und gehemmt wird.

Daher kommt es auch, dass du im todten Körper, wenn das Herz zu schlagen aufgehört hat, weder aus den geöffneten Venae und Arteriae jugulares oder crurales durch keine Bemühung mehr als einen mässigen Theil blutiger Masse entleeren kannst. Auch wird daher der Metzger, wenn er einem Ochsen (nachdem er auf dessen Kopf geschlagen und ihn betäubt gemacht hat) nicht vorher, ehe das Herz zu schlagen aufgehört hat, die Kehle durchschnitten hat, nicht das ganze Blut entleeren können.

Schliesslich lässt sich vermuthen, dass Niemand über die Anastomose der Venen und Arterien, darüber, wo sie sei, und wie sie und warum sie sei, bis jetzt etwas richtig ausgesagt hat. Ich komme nun zu jener Untersuchung.

<u>Zehntes Kapitel:</u>
Der erste Satz über die Menge des durch die Venen in die Arterien fliessenden Blutes und dass es einen Blutumlauf gibt, wird von Gegengründen befreit und weiter durch Experimente bewiesen.

Bisher ist der erste Satz bewiesen worden, sei es dass die Sache berechnet , sei es dass sie nach Experimenten und Autopsie beurtheilt wird. Nämlich: dass das Blut beständig in die Arterien grösserer Menge, als von der Nahrung her vorhanden sein kann, durchtritt, so dass da die ganze Menge in kurzer Zeit dorthin durchfliesst, es nothwendig ist, dass ein Umlauf vor sich geht und das Blut zurückgeht.

Wenn aber Jemand hier sagen sollte, dass eine grosse Menge durchfliessen könne und es [doch] nicht nöthig sei, dass ein Umlauf statthabe, ja dass [das Blut] durch die aufgenommene Nahrung ersetzt werden könne, und die Menge der Milch in den Brustdrüsen sei ein Beispiel [für letzteres]: denn die Kuh gibt in einem Tag drei oder vier, oder sieben oder mehr Schoppen, ebenso liefert das Weib an jedem einzelnen Tage zwei oder drei halbe Schoppen beim Stillen eines oder zweier Kinder, die offenbar durch die aufgenommene Nahrung ersetzt werden. So ist zu antworten, dass es feststeht, dass das Herz so viel in einer oder zwei Stunden der angestellten Berechnung zufolge von sich gibt.

Wenn er aber, noch nicht überzeugt, immerfort auf der Aussage bestehen sollte, dass nach Durchschneidung einer Arterie, nachdem gleichsam ein widernatürlicher Weg geschaffen und eröffnet worden, Blut mit Macht ausfliessen könne; dass es jedoch im unversehrten Körper und bei nicht gegebenem Ausfluss, und bei gefüllten oder natürlich beschaffenen Arterien nicht ebenso geschehe, dass eine so große Menge, als dass ein Rückfluss nothwendig sei, in so kurzer Zeit, durchtrete; so ist zu antworten, dass zufolge der vorgemeldeten vernunftgemäss angestellten Rechnung klar ist, dass ebenso viel, als das Herz bei seinerErweiterung mehr, wie bei [seiner] Zusammenziehung enthält, (zum grösseren Theil) bei den einzelnen Pulsationen abgelassen wird, und dass demgemäss [das Blut] in eben so grosser Menge bei unversehrtem und naturgemäss beschaffenem Körper durchfliesst.

Aber bei Schlangen und einigen Fischen wirst du, bei Unterbindung der Venen eine Strecke unterhalb des Herzens, sehen, dass der Raum zwischen der Ligatur und dem Herzen sehr schnell leer wird, so dass du (wenn du nicht die

Autopsie abläugnest) nothwendig zugeben musst, dass das Blut zurückfliesst. Später wird dasselbe auch beim Beweise des zweiten Satzes klar ersichtlich sein.

All dies durch ein Beispiel beweisend, wollen wir schliessen, damit jeder seinen eigenen Augen Glauben beimessen kann; wenn er eine Schlange vivisecirt hat, wird er sehen, dass das Herz mehr als eine ganze Stunde hindurch ruhig, deutlich schlägt und sich bei der Zusammenziehung wie ein Wurm (da es länglich ist) der Länge nach zusammenzieht, in Bewegung setzt; dass es während der Systole von blasser Farbe, entgegengesetzt während der Diastole ist; und fast alles übrige, wovon wir gesagt haben, dass dadurch diese Wahrheit klärlich erwiesen werde (denn hier sind alle Verhältnisse länger dauernd und bestimmter) kann er ganz besonders und klarer als das Mittagslicht erkennen. Die Hohlvene tritt in den unteren Theil des Herzens, die Arterie tritt am oberen Theile aus; man hat nun die Hohlvene, sei es mit einer Pincette oder mit dem Zeigefinger und Daumen erfasst, und ist der Blutlauf auf eine gewisse Strecke unterhalb des Herzens unterbrochen, so wirst du beim Austreiben [des Blutes] sehen, dass beinahe sofort jener Theil zwischen den Fingern und dem Herzen, nachdem das Blut vom Herzpulse ausgeschöpft worden, leer wird, dass zugleich das Herz von viel blässerer Farbe auch in seiner Erweiterung ist, dass es wegen Blutmangels kleiner ist, und endlich langsamer schlägt, so dass es zuletzt zu sterben scheint.

Gegentheilig kehren, nachdem die Venen losgelassen, dem Herzen sofort Farbe und Grösse wieder; wenn du darnach die Venen loslässest, und ähnlich die Arterien eine Strecke weit vom Herzen unterbunden oder zusammengedrückt hast, wirst du dagegen sehen, dass jene am ergriffenen Theil schwellen, und das Herz heftig und über das Mass ausgedehnt wird, dass die Purpurfarbe bis zur Bläue steigt, und es endlich vom Blute überwältigt wird, so dass du glaubst, es werde erstickt werden; dass es aber nach Lösung der Schlinge wieder zur natürlichen Beschaffenheit in Farbe, Grösse, Puls zurückkehrt.

Sieh also, es gibt zwei Todesarten, ein Verlöschen infolge Mangels, und eine Erstickung infolge Ueberfülle [von Blut]. Ein Beispiel von beiden kann man hier vor Augen sehen und die ausgesprochene Wahrheit am Herzen beweisen.

<u>Elftes Kapitel</u>:

Der zweite Satz wird bewiesen.

Damit der zweite von uns zu beweisende Satz Betrachtenden umso klarer erscheine, sind einige Versuche anzuführen, aus denen offenbar wird, dass das Blut in jedes Glied durch die Arterien eintritt und durch die Venen zurückgeht, und dass die Arterien vom Herzen wegführende Gefässe und die Venen Gefässe und Wege für das zum Herzen selbst zurücktretende Blut sind. Und [aus denen auch hervorgeht], dass das Blut in den Gliedern, und Extremitäten entweder durch Anastomose, oder unmittelbar durch die Porositäten des Fleisches oder auf beide Weisen von den Arterien in die Venen, wie vorher im Herzen und Thorax aus den Venen in die Arterien überfliesst: woher offenbar wird, dass [das Blut] beim Umlaufe dorthin und hierhin und dorthin, nämlich vom Centrum in die äusseren Theile, und von den äusseren Theilen wieder in das Centrum zurückbewegt wird.

Später wird auch ähnlicherweise nach Anstellung einer Rechnung bezüglich der Menge [des Blutes] ebenda klar werden, dass diese weder von der Nahrung her vorhanden sein könne, noch nothwendig zur Ernährung erfordert werde.

Zugleich wird auch bezüglich der Ligaturen offenbar werden, sowohl warum sie [Blut] anziehen, und [dass] diess weder durch Wärme, noch durch Schmerz, noch durch Wirkung des leeren [Raums], noch aus irgend einer bisher bekannten Ursache [geschehe], als auch ähnlicherweise, welchen Vortheil und Nutzen die Ligaturen in der Medicin bringen können, als auch, wie sie Hämorrhagien unterdrücken und hervorrufen, als auch warum sie Brand und Absterben von Gliedern herbeiführen, und daher bei der Castration einiger Thiere und bei der Wegnahme von Fleischgeschwülsten und Warzen im Gebrauch sind.

Denn dadurch fürwahr, dass Niemand die Ursachen und Regeln von alledem richtig erfasst hat, ist es geschehen, dass fast Alle die Ligaturen gemäss der Anschauung der Alten bei der Heilung von Krankheiten vorschlagen und anrathen, wenige aber durch richtige Anwendung derselben ihre Curen unterstützen.

Es gibt eine straffe und eine lose Ligatur.

Als straffe Ligatur bezeichne ich, wenn ein Glied überall so eng mit einer Binde oder Schlinge umschnürt ist, dass man jenseits der Ligatur nirgends die Arterien schlagen fühlt, eine solche verwenden wir um bei der Gliedabnahme dem Blutflusse vorzubauen und eine solche verwendet man auch bei der Castration der Thiere, und der Abtragung von Geschwülsten, durch welche Ligatur wir bei gänzlich unterbrochenem Zuflusse des Nährstoffs und der Wärme, die Hoden und grosse Fleischgeschwülste schwinden und absterben und nachher abfallen sehen.

Lose aber nenne ich die Ligatur, welche überall das Glied zusammendrückt, aber ohne Schmerz, und so, dass sie die Arterien jenseits der Ligatur ein wenig pulsieren lässt, wie sie zur Herbeiziehung [„Attraktion von Blut] und beim Aderlass im Gebrauch ist, denn macht man die Ligatur über dem Ellenbogen, so fühlt man beim [Puls] fühlen am Handgelenk die Arterien dennoch ein wenig schlagen, wenn die Ligatur beim Aderlasse richtig ausgefallen.

Man stelle nun einen Versuch am Oberarme des Menschen entweder unter Anwendung einer Binde, wie man sie beim Aderlasse verwendet, an; oder mittels stärkerer Umschnürung mit der Hand selbst, was bei magerem Körper und bei einem solchen mit weiten Venen und [dann] wenn (bei erwärmtem Körper) einestheils die Extremitäten warm sind und anderntheils die Menge des Blutes in den Extremitäten grösser geworden ist, und wenn die Pulsschläge heftiger werden bequemer geschieht: denn dann wird alles deutlicher werden.

Nachdem also eine straffe Ligatur so eng angelegt ist, als Jemand beim Zuschnüren ertragen kann, so kann man zuerst beobachten, dass jenseits der Ligatur, nämlich in der Richtung nach der Hand hin, am Handgelenke keine Arterie pulsieren wird. Dann beginnt die Arterie unmittelbar oberhalb der Ligatur ihre Diastole höher zu bilden, und mehr und höher und heftiger zu schlagen, und schwillt nahe der Ligatur selbst infolge einer Art Fluth so an, wie wenn sie den unterbrochenen Strom und die gehemmte Bahn zu durchbrechen und wieder zu eröffnen versuchte: und die Arterie scheint über das Mass gefüllt. Endlich wird die Hand ihre Farbe und Beschaffenheit behalten, nur wird sie nach Verlauf einiger Zeit ein wenig kalt zu werden anfangen, aber es wird nichts in sie angezogen.

Nachdem jene Ligatur eine gewisse Zeit gewährt hat, mag sie plötzlich ein wenig gelöst [und] zu einer losen [gemacht] werden, wie man solche, wie ich gesagt habe, beim Aderlasse verwendet: und man kann [dann] beobachten.

Dass die ganze Hand plötzlich gefärbt und voll wird, und dass ihre Venen strotzend und varicös werden; und du wirst nach Ablauf von zehn oder zwölf Pulsationen jener Arterie die Hand durch vieles eingetriebene und eingeschlossene Blut ganz voll gefüllt sehen, auch dass durch jene lose Ligatur eine genügende Menge Blutes ohne Schmerz oder Hitze, oder Flucht vor dem leeren [Raume], oder irgend eine andere vormals erwähnte Ursache angezogen worden ist.

Wenn jemand gerade im Augenblick jener Lockerung den Finger nächst der Ligatur auf die sogleich pulsierende Arterie gelegt hat, so wird er das Blut gleichsam unten vorbeischlüpfen fühlen.

Derjenige selbst, an dessen Arm der Versuch angestellt ward, wird weiter plötzlich nach Lockerung der straffen Ligatur zu einer losen, die Wärme, das Blut mit dem Pulse, als sei ein Hindernis entfernt, eintreten fühlen, und wird das Gefühl haben, als sei plötzlich etwas eingeblasen worden, das hie und da durch die Hand geflossen, und dass die Hand alsbald warm und voll wird.

Gleichwie bei der straffen Ligatur, die Arterien oberhalb der Ligatur ausgedehnt werden, und schlagen, nicht unterhalb: so schwellen im Gegentheil bei dieser, wenn sie lose ist, die Venen unterhalb der Ligatur an, und geben das Gefühl des Widerstandes; oberhalb aber ganz und gar nicht, gleich: wie [diess auch an] kleineren Arterien [nicht der Fall]. Ja, wenn du die strotzenden Venen zusammengedrückt hast (nur nicht sehr stark), so wirst du kaum sehen, dass oberhalb der Ligatur entweder Blut sich ergiesst, oder die Venen ausgedehnt werden.

So ist es demzufolge für jeden aufmerksamer Beobachtenden leicht, einzusehen, dass das Blut durch die Arterien eintritt, denn die straffe Ligatur derselben zieht nichts an, die Hand bewahrt [dabei] die Farbe, es fliesst nichts ein, und es entsteht keine Spannung: dass aber, wenn sie ein wenig (wie bei der losen Ligatur) der Binden entledigt sind, mit Gewalt und Antrieb das Blut hinein getrieben [und] die Hand geschwellt wird, ist augenscheinlich, wenn sie selbst pulsieren, fliesst nämlich das Blut in der Hand, wie bei der losen Ligatur: wenn [sie] aber nicht [pulsieren], wie bei der straffen, ganz und gar nicht, ausser oberhalb der Ligatur. Da inzwischen bei zusammengedrückten Venen nichts durch sie durchfliessen kann: wovon diess ein Zeichen ist, dass sie unterhalb der Ligatur viel voller sind, als oberhalb, und als sie nach Entfernung der Ligatur zu sein pflegen und dass sie, wenn zusammengedrückt, den oberen Theilen auf diese Weise nichts zuführen, weil die Ligatur den Rücktritt des Blutes durch die Venen zu den oberen Theilen hemmt, und bewirkt, dass sie unterhalb der Ligatur voll bleiben, das ist klar.

Die Arterien aber treiben rechtmässiger Ursache halber das Blut, wenn keine lose Ligatur hemmt, durch die Kraft und den Antrieb des Herzens von den inneren Körpertheilen nach aussen, und dies ist der Unterschied der straffen Ligatur von der losen, dass jene (die straffe Ligatur) nicht allein den Uebertritt des Blutes in die Venen, sondern auch in die Arterien unterbricht: [dass] diese (diese die lose) die Pulskraft nicht hindert, sich jenseits der Ligatur weiter zu erstrecken und zu den äussersten Körpertheilen das Blut fortzutreiben.

Also gestatte man, eine solche Ueberlegung anzustellen; da wir bei einer losen Ligatur die Venen angeschwollen [und] gespannt gesehen haben und dass die Hand mit sehr vielem Blut gefüllt wird, woher kommt das? entweder nämlich gelangt Blut durch die Venen, oder durch die Arterien oder durch die verborgenen Porositäten unter die Ligatur: aus den Venen kann es nicht [kommen]: [noch] weniger durch die verborgenen Gänge: also muss es nothwendig dem Gesagten zufolge durch die Arterien [kommen]: klar ist, dass es durch die Venen nicht einfliessen kann; da das Blut nicht rückwärts über die Ligatur weggedrückt werden kann , ausser nach geschehener Wegnahme jeder Ligatur, so scheinen [nach Wegnahme] dann plötzlich alle Venen anzuschwellen und sich in die oberen Theile zu entleeren, die Hand [scheint] abzublassen, und alle vorher zusammengezogene Geschwulst und [alles angesammelte] Blut stracks zu verschwinden.

Weiter wird der selbst fühlen, dem dieser Art der Körper oder der Arm eine lange Zeit hindurch gebunden und die Hände geschwollen und daher ein wenig kälter geworden waren, er wird fühlen (sage ich), dass nach Lösung einer losen Ligatur etwas Kaltes bis zum Ellenbogen oder zu den Achseln hinaufkriecht, nämlich zugleich mit dem zurückkehrenden Blute, von welchem Rücklaufe kalten Blutes (nach dem Aderlasse) bis zum Herzen (nach Lösung des Bandes) ich glauben möchte, dass er Mitursache der Ohnmacht wäre, welche wir manchmal selbst Starke überkommen sehen, und meistentheils [gerade] nach Lösung der Ligatur, was man gewöhnlich der Umkehr des Blutes zuschreibt.

Da wir ausserdem sogleich nach Lösung der straffen Ligatur zur losen das Einfliessen des Blutes durch die Arterien [und] auf der Stelle die [mit den Fingern]umfassten Venen unterhalb der Ligatur, nicht aber die Arterien, anschwellen sehen; so ist das ein Zeichen, sowohl dass das Blut aus den Arterien in die Venen und nicht umgekehrt fliesst, als auch [dafür], dass es entweder eine Anastomose der Gefässe, oder dem Blute durchgängige Porositäten des Fleisches und der festen Theile gibt. Ebenso ist es ein Zeichen, dass die meisten Venen unter sich communicieren, weil bei einer (oberhalb des Ellenbogens angelegten) losen Ligatur viele [derselben] zugleich sich erheben und schwellen: nachdem aber mit der Lanzette dem Blut ein Ausweg aus einer kleinen Vene geschaffen ist, schwellen alls zugleich ab und fallen, indem sie in jene eine sich entleeren, beinahe alle zugleich zusammen.

Daraus kann Jedermann die Ursache der Anziehung [des Blutes], welche durch die Ligatur bewirkt wird, und vielleicht [die] jeder Fluxion erkennen, nämlich es sind (wie an der Hand, durch jene Ligatur, welche ich lose nenne) die Venen zusammengedrückt und es kann das Blut nicht austreten. Da es daher mit Gewalt (nämlich des Herzens) durch die Arterien eingetrieben wird, muss dergestalt, da es nicht austreten kann, der Theil gefüllt, ausgedehnt werden.

Wie kann es denn anders geschehen? Die Wärme, und der Schmerz, und die Kraft des leeren [Raumes] ziehen zwar an, dass aber der Theil nur gefüllt, dass er nicht über die natürliche Beschaffenheit hinaus gespannt werde oder anschwelle, und dass er durch Verstopfung und das heftig eingetriebene Blut mit Gewalt so heftig und so plötzlich ergriffen werde, dass man urtheilen könnte, das Fleisch erleide eine Lösung des Zusammenhangs und die Gefässe werden zerrissen, dass das nirgends weder durch Hitze, noch durch Schmerz, noch durch die Kraft des leeren Raums geschehen kann, ist glaublich oder erweislich.

Ausserdem ereignet es sich auch, dass Anziehung ohne jeden Schmerz, ohne Hitze oder Wirkung des leeren [Raumes] durch die Ligatur zuwege gebracht wird. Wenn es der Fall wäre, dass durch irgend einen Schmerz Blut angezogen würde, auf welche Weise schwellen [dann], nachdem der Arm in der Nähe des Ellenbogens umbunden ist, sowohl die Hand, als die Finger, als die Venae varicosae unterhalb der Ligatur? Da das Blut wegen des Druckes der Ligatur nicht durch die Venen dahin gelangen kann; so wird oberhalb der Ligatur daher weder ein Zeichen von Geschwulst oder Füllung, noch Schwellung der Venen, noch überhaupt der Anziehung oder die Spur eines Zuflusses sichtbar.

Die Ursache der Anziehung unterhalb der Ligatur und der Anschwellung über das natürliche Mass an der Hand, den Fingern ist aber klar; nämlich, weil das Blut mit Ungestüm und hinlänglich eintritt, aber nicht austreten kann. Ist jene *aber die Ursache der ganzen Geschwulst (wie bei Avicenna) und insbesondere jedes übermässigen Zufliessens? weil die Wege des Eintrittes offen, die des Austrittes verschlossen sind, so muss es deshalb in Ueberfluss zuströmen und zu einer Geschwulst erhoben werden [so lautet die Antwort].*

Ob es daher auch bei entzündlichen Knoten zutrifft, dass, solange die Geschwulst zunimmt und [noch] nicht im letzten Stadium ist, der Puls dort voll gefühlt wird, zumal bei heissen Geschwülsten, bei denen das Wachsthum plötzlich zu geschehen pflegt, [fragt sich], aber das sind Gegenstände einer späteren Untersuchung; dass es auch von dieser Seite zutrifft, das habe ich an mir bei einem eignen Unfalle erfahren. Ich fiel einmal aus einem Wagen und ward an der Stirne verletzt, [da] wo ein Zweig der Arterie aus den Schläfen hervortritt, und bekam sogleich nach der Verletzung nach Verlauf von ungefähr zwanzig Pulsationen eine Geschwulst, nämlich wegen der Nähe der Arterie von der Grösse eines Ei's, ohne jede Hitze oder viel Schmerz, wurde das Blut in die gequetschte Stelle hinlänglich stark und sehr schnell eingetrieben.

Daraus geht aber hervor, warum wir beim Aderlasse, wenn wir länger fliessen und mit grösserer Kraft ausströmen lassen wollen, oberhalb, nicht unterhalb des Stiches binden; wenn es daher in so grosser Menge durch die Venen von den oberen Theilen ausflösse, so würde jene Ligatur nicht nur nicht fördern, sondern hemmen, und man hätte wohl wahrscheinlicher die Binde weiter unten anlegen müssen, damit das angehaltene Blut reichlicher ausfliesse, wenn es, aus den oberen Theilen durch die Venen herabfliessend, durch die Venen ausfliessen würde: da es aber von anderswoher durch die Arterien in die unteren Venen, in denen der Rückfluss durch die Ligatur gehemmt wird, eingetrieben wird, so schwellen die Venen an, und [da sie] gespannt [sind] können sie es durch die Oeffnung mit grösserer Kraft wegschaffen und weiterhin ablassen, nachdem aber die Ligatur gelöst und der Weg zum Abfluss geöffnet ist, siehe! da fällt es fernerhin nur tropfenweise herab und es tritt, was alle wissen, dann wenn du bei der Verrichtung des Aderlassens das Band gelöst, oder unten ein Band angelegt, oder das Glied mit einer zu straffen Ligatur zusammengeschnürt hast, das Blut ohne Kraft aus, weil nämlich der Weg des Eintrittes und des Einfliessens durch die Arterien bei jener straffen Ligatur der Arterien unterbrochen ist, oder nach Lösung der Ligatur der Rückfluss durch die Venen freier wird.

Zwölftes Kapitel:

Es gibt einen Blutumlauf zufolge des Beweises des zweiten Satzes

Da diess sich so verhält, so steht fest, dass auch das andere werde bewiesen werden, was ich zuvor sagte, dass Blut beständig durch das Herz fliesst: denn wir sehen Blut aus den Arterien in die Venen, nicht aus den Venen in die Arterien fliessen: wir sehen ausserdem, dass, sogar die ganze Blutmasse aus dem Arme (und diess wenn die Ligatur passend angelegt wird, nachdem e i n e Hautvene mit der Lanzette eröffnet worden) abgelassen werden kann, wir sehen ausserdem, dass es sich so stürmisch und hinlänglich ergiesst, dass das Blut, welches vor dem Aderlassstich im Arme innerhalb der Ligatur enthalten war, nicht allein leicht und rasch, sondern auch aus dem ganzen Arme und dem ganzen Körper, sowohl aus den Arterien, als aus den Venen entleert wird.

Desshalb muss man zugestehen, dass es erstens mit Kraft und Ungestüm ergänzt und dass es mit Kraft [in den Raum] innerhalb der Ligatur eingetrieben wird; denn es tritt mit Kraft und Ungestüm aus: und zwar durch den Puls und die Kraft des Herzens; denn die Kraft und der Antrieb des Blutes [rührt] allein vom Herzen.

Dann muss man ebenso zugestehen, dass dieses Fliessen von dem Herzen herkomme und dass [das Blut] nach geschehenem Durchtritt durch das Herz aus den grossen Venen dahin fliesst, da es in die Ligatur durch die Arterien, nicht durch die Venen eintritt und die Arterien nirgends Blut aus den Venen, wohl aber aus der linken Herzkammer empfangen.

Und anders hätte man (nachdem oben die Ligatur angelegt worden) aus einer Vene keinesfalls eine so grosse Menge auf irgend eine Weise, zumal so ungestüm, hinlänglich, so leicht, so plötzlich entnehmen können ausser vom Herzen her, durch [dessen] Kraft und Antrieb der Erfolg auf die oben beschriebene Weise statthat.

Und wenn es sich so verhält: so können wir ausserdem hernach eine Rechnung über die Menge [des Blutes] anstellen und aufs klarste die Kreisbewegung des Blutes beweisen. Wenn nämlich beim Aderlass an der Vene Jemand (mit der Heftigkeit und Kraft, womit es hervorzustürzen pflegt) eine halbe Stunde hindurch ausfliessen liesse, so ist es Niemandem zweifelhaft, dass, nachdem der grösste Theil (des Blutes selbst) entleert ist, Ohnmacht und Entkräftung eintreten, und nicht allein die Arterien, sondern auch die grossen Venen fast ganz leer werden. Es ist daher vernunftgemäss, dass während jener halben Stunde ebensoviel aus der grossen Vene durch das Herz in die Aorta überfliesst. Wenn du weiter ausrechnen würdest, wie viele Uncen durch einen Arm fliessen: oder wie viel Blut bei 20 oder 30 Pulsationen innerhalb einer losen Ligatur ausgetrieben werden; so gäbe das sicher eine Menge, um [darnach] zu berechnen, wie viel inzwischen durch den andern Arm, durch beide Beine, von beiden Seiten her durch den Hals, und durch alle andern Arterien und Venen des Körpers unterdessen durchtritt; da der Strom durch die Lungen und die Herzkammern diesen allen beständig neues Blut, und zwar aus den Venen liefern muss, so ist es nothwendig, dass ein Umlauf vor sich geht, da es nicht von der aufgenommenen Nahrung geliefert werden kann, und bei weitem mehr ist, als zur Ernährung der Theile erforderlich war.

Weiter ist zu beobachten, dass bei Anstellung des Aderlasses, stets diese Wahrheit sich bestärkt. Denn obgleich du den Arm richtig umbunden und mit dem Scalpell auf passende Weise eingeschnitten und die Oeffnungen passend gemacht hast, und wenn alles richtig besorgt worden ist, wird doch, wenn Furcht; oder Ohnmacht, infolge irgend einer andern Ursache oder infolge einer Gemüthsbewegung eintritt, und das Herz langsamer schlägt, das Blut nicht anders als tropfenweise ausfliessen: zumal, wenn die Ligatur ein wenig zu fest angelegt wurde. Der Grund davon ist, weil der lansamere Puls und die schwächer eintreibende Kraft die zusammengedrückte Arterie zu schliessen und Blut unter die Ligatur zu treiben nicht vermag: das entnervte und matte Herz kann es ja nicht durch die Lungen treiben oder richtig aus den Venen in die Arterien überleiten. *Auf ebensolche Weise und aus denselben Ursachen wird die Menstruation der Frauen, und jeder Blutfluss gestillt.* Umgekehrt ist auch das klar; du wirst, da sie, wenn das Bewusstsein wieder erlangt, die Furcht beseitigt, die Pulskraft wieder gestärkt ist, wieder zu sich kommen; die Arterien sowohl in den unterbundenen Theilen sogleich heftiger schlagen, am Handgelenke sich bewegen, als auch das Blut in zusammenhängendem Strahle auf grössere Entfernung ausfliessen sehen.

Dreizehntes Kapitel:

Es wird der dritte Satz und dass es zufolge des dritten Satzes einen Blutumlauf gibt bewiesen.

So viel über die Menge des durch das Herz und die Lungen im Centrum des Körpers und ähnlicherweise aus den Arterien in die Venen in den Aussentheilen des Körpers selbst fliessenden Blutes. Es bleibt übrig, dass wir auseinandersetzen, auf welche Weise das Blut von den Extremitäten rückwärts zum Herzen geht, und welcher Art die Venen nur Blut von den Extremitäten her zum Centrum hinführende Gefässe sind: ist diess geschehen, so halten wir dafür, dass jene drei grundlegenden Sätze zu Gunsten des Kreislaufs des Blutes bis an die Gewissheit heranreichend klar, wahr und sicher werden.

Das aber wird durch die [Existenz der] Klappen, welche in den Höhlungen der Venen selbst gefunden werden, und durch deren Verrichtung und durch augenscheinliche Experimente hinreichend klar werden.

Der hochberümte Hieronymus Fabricius ab Aquapendente, der äusserst erfahrene Anatom und verehrungswürdige Greis, oder, wie der sehr gelehrte Riolan wollte, Jacob silvius, hat zuerst in den Venen die häutigen Klappen von halbkreisförmiger Gestalt [als] sehr zarte vorstehende Stückchen der inneren Haut beschrieben. Sie stehen in bei verschiedenen Menschen wechselnder Anordnung in einiger Entfernung von einander, an die Seitentheile der Venen angewachsen, nach oben, gegen die Wurzeln der Venen gerichtet, und beide (da es nämlich meistens zwei sind) nach dem Mittelraum der Venen sehend, und geeignet, sich gegenseitig an den äussersten Enden zu berühren und sich zu verbinden: damit sie, wenn etwas aus der Wurzel der Venen in die Zweige oder aus den grösseren in die kleineren durchtreten möchte, [diess] gänzlich verhindern, und [sie sind] so gestellt: dass die Ausbiegungen der folgenden nach der vertieften Mitte der vorausgehenden (und umgekehrt) hinsehen.

Der Entdecker dieser Klappen erkannte den wahren Nutzen derselben nicht, noch auch haben Andere [ihn] angegeben: darin liegt er nämlich nicht. [zu verhindern], dass nicht alles Blut durch sein Gewicht in die Theile herab fällt: denn in den Jugularvenen sind sie nach unten gerichtet, und verhindern, dass das Blut nach oben geht, und sie sind nicht überall nach oben gerichtet, sondern stets gegen die Wurzeln der Venen und überall gegen den Ort des Herzens: ich habe [sie], wie auch Andre, in den [Venae] emulgentes und in den Zweigen des Mesenteriums gegen die Hohlvene und die Pfortader gerichtet gefunden: füge noch hinzu, dass in den Arterien keine sind, auch muss man anmerken, dass die Hunde und Ochsen alle an der Theilungsstelle der Cruralvenen, nächst dem Anfange des Heiligenbeins, Klappen besitzen, sogar in jenen Zweigen nächst dem Hüftbeine, [Thiere], bei welchen [doch] wegen aufrechter Stellung nichts der Art zu befürchten ist.

Auch nicht zur Verhütung von Apoplexie (wie Andere sagen) sind Klappen in den Jugulares, weil die Materie [der Apoplexie] im Schlafe viel eher durch die Arterae soporales einfliessen könnte.

Auch nicht, damit das Blut in den Varicositäten verweile [und] nicht in seiner ganzen Menge in die dünnen und weiteren und geräumigen Zweige einstürzt: denn sie sind [auch], wo keine Varicositäten sind, angebracht, [doch] muss ich zugestehen, dass man sie, wo Varicositäten sind, häufiger sieht.

Auch nicht, damit bloss die Bewegung des Blutes vom Centrum weg angehalten wird (denn es ist wahrscheinlicher, dass [das Blut] von selbst aus den grösseren langsam genug in die kleineren Zweigchen einfliesst, von der Masse und Quelle sich abtrennt oder aus den wärmeren in die kälteren Stellen wandert). Sondern die Klappen sind überhaupt dazu vorhanden, damit sich das Blut nicht aus den grossen Venen in die kleineren bewegt und so jene zerreisst, oder sie varicös macht, und damit es nicht vom Centrum in die äusseren Theile, sondern vielmehr von den äussersten Theilen nach dem Centrum fliesst, so werden die zarten Klappen leicht dieser Bewegung verschlossen, halten überhaupt den Gegenlauf hintan, und sind so gestellt und angeordnet, dass, wenn etwas [Blut] vom Durchtritt durch die oberen weniger abgehalten werden, dagegen gleichsam durch *die Spalten entwischen möchte, die quergestellte Wölbung des folgenden es aufnimmt, und verhindert, dass es weiter fliesst.*

Ich habe jenes bei der Präparation der Venen sehr oft gefunden, dass ich, wenn ich, von der Wurzel der Venen anfangend, eine Sonde gegen die dünnen Zweige der Venen hin (so geschickt ich konnte) vorschob, infolge des Entgegentretens der Klappen, [sie] nicht weiter: dagegen aber sehr leicht von aussen von den Zweigchen her nach der Wurzel hin einschieben konnte, und es sind an den meisten Stellen je zwei Klappen gegenseitig so gestellt, und aneinandergepasst, dass sie (wenn sie aufgerichtet werden) genau mitten in der Höhlung der Venen an ihren äussersten Spitzen zusammentreffen und sich vereinigen; so dass man weder eine Spalte, noch einen Verschluss sehen oder genügend erkunden kann, dagegen geben sie einer von aussen her eingeschobenen Sonde nach und werden sehr leicht (nach Art der Schleussen, mittelst deren der Lauf der Flüsse gehemmt wird) zurückgebracht, so dass sie die vom Herzen und der Hohlvene ausgehende Bewegung des Blutes unterbrechen und, wenn sie genau emporgerichtet und geschlossen werden, an den meisten Stellen ganz und gar aufheben und unterdrücken, und nirgends (so sind sie gestellt) das Blut nach oben nach dem Kopfe hin oder nach unten nach den Füssen hin oder seitlich in den Arm wegfliessen lassen, sondern jeder Bewegung des Blutes, welcher von den grösseren Venen anfangend nach den kleineren hin endet, entgegentreten und entgegenstehen: derjenigen aber, welche von den kleinen Venen beginnend nach den grösseren hin endet; förderlich sind und [ihr] eine freie und offene Bahn gewähren.

Damit aber diese Wahrheit um so klarer einlaüchte, werde der Arm beim lebenden Menschen über dem Ellenbogen umbunden, wie wenn man zur Ader lassen wollte. AA. Es werden in den Zwischenräumen gleichsam Knoten und Höckerchen B. C. DD. E. F. zum Vorschein kommen, besonders bei Landleuten und Varicösen, nicht allein da, wo die Varicosität E. F. ist, sondern auch da, wo keine ist (C. D.) und jene Knoten rühren von den Klappen her. Wenn sie auf diese Weise am äusseren Theile der Hand oder des Cubitus zum Vorschein kommen, so wirst du wenn du durch unterwärts vom Knoten mit dem Daumen oder Zeigefinger ausgeübten Druck das Blut aus jenem Knoten oder [jener] Klappe verdrängt hast (H. 2.Fig.) sehen, dass (da die Klappe ganz und gar hemmt) kein [Blut] einfliessen kann und dass der Theil der Vene (H.O der zweiten Figur) unterhalb des Knotens und des [von da] zurückgezogenen [zweiten] Fingers [der anderen Hand] obliteriert, und dass sie dem ungeachtet oberhalb des Knotens oder der Klappe gefüllt genug (O.G.) ist, ja du wirst sehen, dass, wenn du das so verdrängte Blut H. oder die leere Vene festgehalten und mit der andern Hand wider den oberen gefüllten Theil der Klappen (O der dritten Figur) nach unten hin gedrückt hast (K. der dritten Figur), durch keine Gewalt [Blut] nach jenseits der Klappe (O) gedrängt oder eingetrieben werden kann; sondern du wirst sehen, dass die Vene um so mehr an der Klappe (O. der dritten Fig.) oder an dem Knoten (O. der dritten Figur) schwellend gefüllt und dennoch unterhalb leer ist (H.O. der dritten Figur), mit je grösserem Kraftaufwand du diess ausgeführt hast.

Da diess jeder an den meisten Stellen sehen kann, so geht daraus hervor, dass die Verrichtung der Klappen in den Venen dieselbe ist, wie die jener drei halbkreisförmigen, welche an der Mündung der Aorta und der Vena arteriosa kunstreich angebracht sind, nämlich: dass sie genau schliessen, damit sie das durchfliessende Blut nicht rückwärts fliessen lassen.

Ausserdem wirst du, wenn du nach Umbindung des Arms, wie vorher geschehen, und bei strotzenden Venen unterhalb eines Knotens oder einer Klappe die Vene auf eine gewisse Strecke angehalten und nachher das Blut bis über die Klappe (N.) mit dem Zeigefinger (M.) nach oben gedrängt hast, sehen, dass jener Theil der Vene leer bleibt (L.N.) und [das Blut] nicht durch die Klappe hindurch rückwärts fliessen kann, wie es sich verhält (bei H.O. der zweiten Figur), dass sie aber nach Entfernung des Fingers (H.) wieder von unten her gefüllt wird, und dass [die Sache] sich verhält wie bei (D.C.) und dass deshalb klar feststeht, dass das Blut nach oben, von den unteren Theilen nach den oberen und zum Herzen fliesst, und nicht auf entgegengesetzte Weise. Und wenn an einzelnen Stellen Klappen sind, welche nicht so genau schliessen, oder [wenn an einzelnen Stellen] wo nur eine einzige ist, [auch diese] nicht gänzlich den Durchfluss des Blutes vom Centrum her zu verhindern scheint; so scheint doch zumeist offenbar wenigstens das, was irgendwo allzu nachlässig zu geschehen schien, sei es durch grössere Zahl, sei es durch Genauigkeit der in der Reihe sich folgenden Klappen oder auf irgend eine andere Weise wieder gut gemacht zu werden, damit die Venen für das zum Herzen zurückfliessende Blut offene, falls es aber vom Herzen wegfliesst, gänzlich geschlossene Wege sind. Ausserdem ist aber das anzumerken, du habest am lebenden Menschen, nachdem wie früher der Arm umbunden worden, während sowohl die Venen strotzen, als auch die Klappen zum Vorschein kommen, unterhalb irgend einer Klappe an der Stelle, wo du die folgende gefunden hast, den Daumen, welcher die Vene fixieren soll, aufgelegt, damit kein Blut von der Hand her nach oben fliesst und dann drücke mit dem Zeigefinger das Blut von jenem Theile der Vene weg nach oben über die Klappe (L.N.); wie früher gesagt worden ist: und nach Wegnahme des Fingers (L.) sollst du sie von den unteren Theilen (wie bei D.C.) wieder sich füllen lassen, und drücke mit angepresstem Daumen das Blut ebenso nach oben (L.N. und H.O.) und diess sollst du tausendmal in kurzer Zeit thun.

Wenn du nun die Sache berechnet hast, wie viel , während [der Finger] oberhalb der Klappe aufsitzt, bei e i n e r Compression nach oben [geht] und eine Multiplication [dieser Menge] mit der Zahl 1000 vorgenommen hast, wirst du auf diese Weise finden, dass [gerade] so viel Blut durch den Theil der Vene in nicht langer Zeit durchflossen ist, so dass du, glaube ich, dich von dem Kreislaufe des Blutes wegen der schnellen Bewegung desselben auf's Beste überzeugt fühlen wirst.

Damit du aber nicht bei diesem Experimente der Natur Gewalt anzuthun meinst, so zweifle nicht, dass dir, wenn du jenes an weit von einander entfernten Klappen angestellt hast, während du nach Entfernung des Daumens beobachtest, wie rasch, wie schnell das Blut nach oben durchfliesst und die Venen vom unteren Theile aus wieder füllt, jenes selbst als gewiss gelten wird.

Vierzehntes Kapitel:

Schluss der Darlegung über den Kreislauf des Blutes

Möge es nun endlich uns gestattet sein, unsre Meinung über den Kreislauf des Blutes zu sagen und Allen vorzutragen.

Da diess Alles durch Vernunftgründe sowohl als augenscheinliche Versuche bewiesen ist, dass das Blut infolge des Herzpulses durch die Lungen und das Herz fliesst, und in den ganzen Körper eingetrieben wird, und dort in die Venen und die Porositäten des Fleisches eindringt, und durch die Venen selbst überall von der Peripherie nach dem Centrum aus den kleinen in die grossen Venen zurückgeht, und von da in die Hohlvene, zuletzt in das Herzohr kommt und zwar in so grosser Menge, in solchem Strome und Rückflusse, durch die Arterien von hier dorthin, und von dorther durch die Venen wieder hierhin zurück, dass es von der aufgenommenen Nahrung aus nicht vorhanden sein kann, und zwar in viel größerer Menge (als zu Ernährung genügend war). So ist zu schliessen nothwendig, dass das Blut bei den Thieren in einer Art Kreisbewegung in Umlauf gebracht wird; und dass es in beständiger Bewegung ist; und dass Thätigkeit und Verrichtung des Herzens, welche es beim Pulse vollbringt, und die Bewegung und der Puls des H e r z e n s ganz und gar e i n e Sache sind.

Fünfzehntes Kapitel:

Der Umlauf des Blutes wird durch Wahrscheinlichkeitsgründe bewiesen.

Aber auch diess hinzuzufügen wird nicht unpassend sein, dass es gemäss allgemeiner Schlussfolgerungen sich so verhält und zutreffend und nothwendig ist. Da ersteres (Aristot. de respir. et lib. 2 et 3 de partibus animalium und anderweitig) der Tod eine Verderbnis infolge Mangels an Wärme, und alles Lebende warm, alles Sterbende kalt ist, so muss es einen Ort und Ursprung, gleichsam

Haus und Herd der Wärme geben, worin die Zündstoffe der Natur und die Anfäge des angeborenen Feuers enthalten sind und erhalten werden, von wo Wärme und Leben in alle Theile gleichsam vom Ursprung her ausströmen, und die Nahrung herstammt, und wovon die Kochung und Ernährung und alle Belebung abhängt.

Ich wünschte aber, dass Niemand daran zweifelt, dass das Herz dieser Ort und dieser Ursprung des Lebens ist und diess zwar auf besagte Weise.

Das Blut hat also Bewegung nothwendig, und zwar solche, dass es wieder zum Herzen zurückkehrt, denn, in die äusseren Körpertheile weit von seiner Quelle (wie Arist. 2 de part. animal. [sagt]) gebracht, würde es gerinnen, wenn es nicht bewegt würde. (Denn wir sehen, dass bei allen Wärme und Spiritus durch Bewegung erzeugt und erhalten wird, durch Ruhe aber erlöscht) ist dann das Blut durch die Kälte der äusseren Theile fest und erkältet und der Lebensgeister (wie bei den Todten) beraubt worden: so war [also] nothwendig, dass es wieder von der Quelle und dem Ursprunge her sowohl Wärme, als Spiritus und überhaupt seine Präservation wieder erlangt und durch seine Rückkehr wieder herstellt.

Wir sehen, dass die äussersten Theile bisweilen infolge der äusseren Kälte schmerzen, so dass die Nase blau, und Hände und Wangen gleichsam wie bei Todten aussehen, und das Blut in ihnen (wie das der Leichen, es pflegt sich an abwärts gelegenen Stellen anzulagern) blau ist, und die Glieder deshalb erstarrt und schwerbeweglich werden, so dass sie fast das Leben verloren zu haben scheinen. Auf keine Weise fürwahr würden sie (zumal so schnell) wieder Wärme, Farbe, und Leben erlangen, wenn sie nicht durch neuen Zufluss und Zudrang von Wärme vom Ursprunge her erwärmt würden: denn wie können die anziehen, bei denen Wärme und Leben fast erloschen sind? oder wie würden die [Theile], in denen die Gänge verdichtet und mit erkältetem Blute gefüllt sind, den ankommenden Nährstoff und das Blut einlassen, wenn sie nicht das enthaltene abliessen? und wenn es nicht das Herz und solchergestalt der Ursprung wäre; wo sollten, nachdem diese [Theile] kalt geworden sind, Leben und Wärme zurückbleiben (wie Aristot. respirat. 2 [sagt]) und von wo aus sollten sie mit neuem, durch die Arterien geflossenem warmem, mit Spiritus versehenen Blute [versorgt werden]. Und [von wo aus] soll, was kalt und schwach geworden, fortgetrieben werden und alle Theilchen [ihre] milde Wärme und beinahe erloschenen Zündstoff des Lebens ersetzen.

Deshalb verhält es sich so, dass bei unversehrtem Herzen bei allen übrigen Theilen der Fall sein kann, dass sowohl das Leben wieder hergestellt, als die Gesundheit wieder erlangt wird: dass aber bei entweder erkaltetem oder mit irgend einem schweren Fehler behaftetem Herzen das ganze Geschöpf nothwendigerweise leidet oder verderbt wird, da der Grundtheil verderbt ist und leidet.

Denn es gibt nichts (wie Aristot. 3 de partib. animal. [sagt]), das entweder durch sich selbst, oder durch anderes, was von ihm abhängt, Hilfe gewähren kann. Und diess ist vielleicht zu gleicher Zeit der Grund, warum durch Trauer, liebe, Neid, Sorgen u. dgl. Schwindsucht und Abzehrung oder schlechte Säftemischung oder Abgang unverdauter Stoffe eintreten, welche einestheils alle Krankheiten herbeiführen, als auch die Menschen aufreiben:denn jedes Leiden der Seele, welches durch Schmerz, und Freude, durch Hoffnung oder Angst den menschlichen Geist beunruhigt, erstreckt sich sowohl bis zum Herzen, als bewirkt dort durch Aufregung und den Puls eine Abweichung von der natürlichen Beschaffenheit: es darf da es von Anfang den ganzen Nährstoff verdirbt und die Kräfte schwächt nicht im Geringsten verwunderlich erscheinen, dass es verschiedene Arten von unheilbaren Krankheiten in den Gliedern und dem Körper plötzlich hervorruft, nämlich, wenn der ganze Körper an bei jenem Uebel verdorbenem Nahrungsstoffe und an Mangel der angeborenen Wärme krankt.

Da ausserdem alle Geschöpfe von vorzüglich gekochtem Nahrungsstoffe leben, so muss die Kochung vollkommen sein, und eine Vertheilung [stattfinden], und daher ein Ort und ein Behältnis vorhanden sein, wo der Nährstoff vervollkommnet und von wo er in die einzelnen Glieder abgeleitet wird; dieser Ort aber ist das Herz; da es allein Blut aus allen Theilen (nicht bloss in der Vena und arteria coronalis zu privatem Gebrauch) sondern gleichsam wie in Cisternen und Vorrathsbehältern (nämlich in den Ohren und Kammern) zu allgemeinem Gebrauche in seinen Höhlen enthält: alle übrigen Theile haben nur ihrer selbst wegen und zu privatem Gebrauch bloss in den Gefässen [Blut] und da das Herz allein so liegt und gebaut ist, dass es durch seinen Puls von hier aus gleichmässig in alle Theile (und das nach Recht und nach Verhältnis der jedem einzelnen Theile dienenden Hohlräume, der Arterien) [Blut] vertheilt, austheilt und den Bedürftigen (gleichsam aus dem Schatze und der Quelle) auf diese Weise spendet.

Weiter ist zu dieser Vertheilung und Bewegung des Blutes Ungestüm und Gewalt vonnöthen, und ein Antreiber, wie das Herz ist: weil das Blut von selbst (gleichsam gegen den Ursprung, oder [wie] der Theil zum Ganzen, oder [wie] ein über den Tisch ausgebreiteter Wassertropfen zur Masse) leicht concentrirt wird und zusammentritt: (wie es [diess] infolge geringfügiger Veranlassungen auf's schnellste durch Kälte, Furcht, Schrecken und dergleichen andre Ursachen [zu thun] pflegt). Dann ferner das Blut, aus den Capillarvenen in die kleinen Verzweigungen und von da in die grösseren durch die Bewegung der Glieder und durch den Druck der Muskeln ausgepresst wird, mehr geneigt und geeignet von der Peripherie nach dem Centrum bewegt zu werden, als dass es im Gegentheil (obwohl die Klappen kein Hindernis bereiten würden) von daher den Ursprung verlasse und in enge und kältere Orte dringe und wider seinen Willen bewegt wür-

de. Das Blut bedarf [also] einestheils der Gewalt, anderntheils eines Antreibers, wie das Herz allein einer ist, und diess auf besagte Weise.

<u>Sechzehntes Kapitel</u>:

Der Blutumlauf wird aus den Consequenzen bewiesen.

Es gibt ausserdem aus dieser Wahrheit sich ergebende, gleichsam aus ihr folgende Probleme, welche gewissermassen zur Beweisführung a posteriore nicht unnütz sind, und da sie Anderen mit vieler Zweideutigkeit und Dunkelheit umhüllt scheinen, mögen [diese] leicht gestatten, dass Grund und Ursachen [jener hier] angegeben werden.

Wie wir bei der Contagion, bei einem vergifteten Stich, und beim Bisse der Schlangen, oder dem eines wüthenden Hundes, bei der Lustseuche u. dergl. sehen, dass durch ein unversehrtes, angestecktes Theilchen dennoch der ganze Körperbau verderbt wird (wie die Lustseuche manchmal bei unversehrten Geschlechtstheilen sich entweder durch Schmerz in den Schulterblättern, oder im Kopfe, oder durch andre Symptome, zuerst zu verrathen pflegt), so wissen wir aus Erfahrung, dass nachdem eine durch den Biss eines wüthenden Hundes veranlasste Wunde geheilt war, dennoch Fieber und andere fürchterliche Symptome auftraten. weil das zuerst in das Theilchen eingedrückte Contagium zugleich mit dem zurückkehrenden Blute zum Herzen gelangt; und von da aus nachher offenbar den ganzen Körper verunreinigen kann: ebenso dringt beim dreitägigen Fieber die krankmachende Ursache anfangs zum Herzen und verweilt im Herzen und in den Lungen, und macht sie rasch- und schweratmig, kraftlos, weil das Princip des Lebens gefährdet und das Blut in die Lungen eingetrieben, eingepresst wird, nicht durchfliesst (das sage ich zu Folge bei Sektion jener, welche im Beginne des Anfalls gestorben sind, gemachter Erfahrung), der rasche Puls wird manchmal klein und manchmal unordentlich; wird aber die Wärme vermehrt, und der [Krankheits-]Stoff verdünnt, sind die Wege offen, und ist der Durchtritt geschehen, so wird der ganze Körper warm, die grossen Pulsschläge werden heftiger und es entsteht der Fieberparoxysmus: während nämlich die Hitze, die unnatürliche Entzündung im Herzen, von da durch die Arterien in den ganzen Körper zugleich mit dem krankmachenden Stoff sich ausbreitet; wird dieser auf diese Weise von der Natur überwunden und aufgelöst.

Warum auch äusserlich angewandte Mittel ihre Kräfte innerlich so entfalten, als wenn sie innerlich genommen worden wären, möge davon abhängig gemacht werden (Coloquinthen und Aloe eröffnen den Leib, Canthariden erregen Urinabsonderung, Allium auf die Fussohlen gebunden, befördert den Auswurf, und die Cordialia stärken und so weiter bis in's Unendliche), dass die Venen etwas von den äusseren aufgelegten Mitteln durch die Poren aufsaugen und mit dem Blute nach innen führen (nicht anders, als wenn jene [Venen] im Mesenterium den Chylus aufsaugen und zugleich mit dem Blute zu der Leber führen), [und] diess zu erklären, ist vielleicht nicht irrationell.

In dem Mesenterium fliesst nämlich das durch die Arteriae coeliacae in die Mesenterica superior und inferior eingetretene Blut; zu den Eingeweiden: von welchen aus dasselbe zugleich mit dem in die Venen angezogenen Chylus durch die zahlreichen Verzweigungen jener Venen nach der Leber zurückkehrt, und so durch diese in die Hohlvene gelangt, damit das Blut in diesen Venen mit derselben Farbe und Consistenz, wie in den übrigen, ausgestattet werde, wovon die meisten das Gegentheil annehmen: und [doch] muss man es nicht nothwendigerweise für unwahrscheinlich halten, dass zwei entgegengesetzte Bewegungen im ganzen Capillargebiet, des Chylus nach oben, des Blutes nach unten, nicht zusammenstimmend vor sich gehen. Aber es fragt sich, ob diess nicht aus höchster Vorsorge der Natur geschieht; denn wenn der rohe Chylus mit dem gekochten Blute zu gleichen Theilen zusammen ergossen würde, so entstünde daraus keine Kochung, keine Umwandlung, keine Blutbildung, sondern viel eher (da sie im Verhältnis von activ zu passiv stehen) entsteht aus der Vereinigung der verschiedenen [Säfte] eine Mischung und etwas Zwischeninnestehendes, wie beim Zusammengiessen von Wein mit Wasser und Essig; wenn aber auf diese Weise eine kleine Portion Chylus mit vielem vorbeifliessenden Blute und gleichsam in nicht nennenswerther Proportion gemischt worden, so geschieht jenes leichter (wie Aristoteles sagt), [gerade so wie] wenn ein Tropfen Wasser in ein Fass Wein gegossen worden, [während] im entgegengesetzten Falle nicht ganz gemischt wird, sondern theils Wasser, theils Wein bleibt. Auf diese Weise findet man nach Durchschneidung der Venae mesentericae nicht Chymus, nicht Chylus und nicht Blut getrennt oder vereinigt, sondern es tritt das Blut als dasselbe an Farbe und Consistenz, wie in den übrigen Venen, dem Auge entgegen. Weil dennoch in ihm (nämlich unsichtbar) etwas nicht Gekochtes aus dem Chylus enthalten ist. So hat die Natur die Leber in der Nähe angebracht, damit [das Blut] in deren mäandrischen Gängen verweilt und eine weitere Umwandlung erfährt, damit es nicht, roh zum Herzen kommend, das Lebensprincip übermannt. Daher gibt es im Embryo fast keine Verwendung der Leber, weshalb die Vena umbilicalis durch die Leber deutlich für sich getrennt durchtritt und an der Leberpforte eine Oeffnung oder eine Anastomose besteht, so dass das von den Eingeweiden zurückkehrende Blut des Fötus, indem es nicht durch die Leber, sondern in die besagte Umbilicalis fliesst (zugleich mit dem mütterlichen und vom Mutterkuchen zurückkehrenden Blute) zum Herzen geht, wesshalb auch bei der ersten Bildung des Fötus die Leber viel später entsteht und [wesshalb] wir auch beim menschlichen Fötus alle Glieder vollkommen umrissen, sogar die Genitalien deutlich, [aber] trotzdem noch keine Rudimente der

Leber gebildet beobachtet haben. Und fürwahr so lange alle Glieder (wie anfangs sogar das Herz selbst) weiss erscheinen und ausserdem in [ihren] Venen nichts Rothes enthalten, wirst du nichts als eine gleichsam ausgetretene ungeformte Blutansammlung an Stelle der Leber sehen, welche du für eine Art Contusion oder eine zerrissene Vene halten möchtest.

Im Ei aber gibt es gleichsam zwei Vasa umbilicalia, eins welches vom Eiweiss sogleich durch die Leber geht und sich gerade nach dem Herzen wendet, ein zweites, welches vom Eigelb ausgehend in die Vena porta endet: denn im Ei wird das Hühnchen zuerst aus dem Eiweiss gebildet und ernährt, vom Eigelb aber nach [seiner] Ausbildung und nach dem Ausschlüpfen (denn man kann viele Tage nach dem Ausschlüpfen auch innerhalb der Eingeweide im Bauche des Hühnchens enthaltenes Eigelb finden und es entspricht der Dotter dem Nahrungsstoffe der Milch bei anderen Thieren. Aber diess [wird] passender [abgehandelt] bei den Beobachtungen über die Entwicklung des Fötus, wo sehr viele derartige Probleme beigebracht werden können, [als da sind] warum diess früher, warum jenes später gebildet oder ausgebildet sei? und über den Vorrang der Glieder, welcher Theil des andern wegen vorhanden? und sehr Vieles in Bezug auf das Herz, z.B. warum es zuerst (wie Aristot. de partibus animal. 3 [sagt]) zum Vorschein gekommen? und in sich Leben, Bewegung und Empfindung zu haben scheint, bevor irgend etwas vom übrigen Körper ausgebildet ist? und ähnlich in Bezug auf das Blut, warum es vor Allem [vorhanden]? und welchergestalt es den Anfang des Lebens und des Thieres enthält? sowohl bewegt, als hierhin und dorthin getrieben werden muss? wesswegen das Herz gebildet worden zu sein scheint.

Gleicherweise [ist folgendes passender] bei der Betrachtung der Pulsarten [abzuhandeln], nämlich warum sie tödtlich oder das Gegentheil sind und bei allen Arten derselben sind die Ursachen und Vorzeichen zu betrachten, was diese bedeuten, was jenes und warum?

Aehnlich [verhält es sich] mit den Crisen und den Ausscheidungen der Natur, mit der Ernährung, zumal der Vertheilung des Nahrungsstoffes und ähnlich mit jeder Fluxion.

Wenn ich endlich mit mir im Geiste überdenke, wie viele Probleme in jedem Theile der Medicin, in der Physiologie, der Pathologie, der Semiotik, der Therapie im Gefolge dieser gegebenen Wahrheit und [dieses] Lichtes beendet werden, wie viele Zweifel gelöst, wie viel dunkles aufgehellt werden kann: so finde ich ein sehr umfangreiches Feld, das ich so weit ausführen und so sehr weit ausdehnen könnte, dass dieses Werk nicht allein zu einem über mein Vorhaben hinausgehenden Umfange anwüchse.Sondern mir auch vielleicht das Leben gebräche um es zum Ende zu führen.

Daher werde ich an dieser Stelle (nämlich im folgenden Kapitel) nur das auf seinen Nutzen und [seine] wahren Ursachen zurückzuführen streben, was bei Ausführung der Zergliederung des Baues des Herzens und der Arterien zum Vorschein kommt, damit gleichsam wohin immer ich mich wende, das meiste, was von dieser Wahrheit Licht erhält, und diese [selbst] hinwiederum klarer macht, gefunden wird. Ich will sie also vor Allem mit anatomischen Gründen bewiesen und ausgerüstet haben.

Eines, was seinen Platz unter unseren Beobachtungen über die Verrichtung der Milz haben sollte, dürfte trotzdem auch hier im Vorbeigehen anzumerken nicht unpassend sein. Von dem am Pancreas herziehenden Ramus splenicus entspringen aus [dessen] oberem Theile Venen, die coronalis postica, gastrica und Gastroepiploica, welche alle mit sehr vielen Zweigchen und Zweigen nach dem Magen (gleichwie die mesaraica nach den Eingeweiden) sich ausbreiten. Aehnlich zieht sich vom unteren Theile jenes ramus splenicus nach dem Colon bis zum Mastdarm abwärts die Vena haemorrhoidalis. Indem das Blut von beiden Seiten durch diese Venen zurückfliesst, um einen rohen, noch nicht durch vollkommene Chylification wässrig, dünn gewordenen Saft mit sich vom Magen dahin; dorthin gleichsam aus den Fäces, einen dicken und erdigeren, in diesem ramus splenicus zurückführt, wird er durch die Untereinandermischung der entgegengesetzten [Säfte] passend zugerichtet, und indem die Natur diese beiden Säfte von (wegen doch sich entgegenstehender Indisposition) schwieriger Zusammenkochung mit einander mischt und nachdem eine grosse Menge wärmere, aufs reichlichste aus der Milz (wegen der Zahl [ihrer] Gefässe) hervorquellenden Blutes dazu ergossen worden; führt sie dieselben [die Säfte] mehr hergerichtet zum Eingange der Leber und ergänzt und gleicht in solcher Werkstatt der Venen den Fehler der beiden Extreme aus.

Siebzehntes Kapitel:

Die Bewegung und der Kreislauf des Blutes wird aus den Erscheinungen am Herzen und daraus; was infolge der anatomischen Zergliederung erhellt, bewiesen.

Ich finde, dass das Herz nicht bei allen Thieren ein abgesonderter und abgetrennter Theil ist, denn einige (so zu sagen) Pflanzen-Thiere haben kein Herz, weil einzelne Thiere kälter sind, von geringem Körperumfange, wie das Geschlecht der Raupen und Regenwürmer, und es haben die meisten, welche keine bestimmte äussere Gestalt beibehaltend aus Fäulnis entstehen, kein Herz, weil sie keinen Treiber nöthig haben, durch welchen der Nährstoff in die Extremitäten gebracht wird, denn sie haben einen zusammengewachsenen und unabgetrennten Körper ohne Glieder, so dass sie durch Zusammenziehung und Zurück-

weichen des ganzen Körpers [zur früheren Beschaffenheit] Nahrung in sich aufnehmen und austreiben, fort- und zurückbringen. Die als Ostrea [Austern], Mytili [Miesmuscheln], Spongiae [Schwämme] bezeichneten Pflanzen-Thiere und alle Arten der Zoophyten [Thiergewächse] haben kein Herz, denn sie gebrauchen den ganzen Körper als Herz, und es ist gleichsam das ganze Thier auf diese Weise Herz.

Bei den meisten, sogar bei fast allen Arten von Insekten können wir wegen der Kleinheit des Körpers nichts rechtes sehen; dennoch kann man bei Bienen, Mücken, Hornissen u. dergl. (manchmal mit Hilfe des Vergrößerungsglases etwas Pulsierendes sehen: sogar bei Läusen, bei welchen du ausserdem den Durchgang der Nahrung (da das Tier durchsichtig ist) durch die Eingeweide gleichsam als einen schwarzen Fleck mit Hilfe jenes Vergrößerungsglases deutlich wirst wahrnehmen können: selbst bei eingen Blutlosen und Kaltblütigen, wie Schnecken, Muscheln, Squillen, Krustenthiere, diese alle besitzen ein pulsierendes Etwas (gleichsam eine Art Bläschen oder Ohr ohne Herz), das aber seine Zusammenziehung und seinen Puls seltener bewerkstelligt, und das man nur im Sommer, oder bei wärmerer Witterung unterscheiden kann.

Bei diesen verhält sich jenes Etwas folgendermassen: ein gewisser Antrieb ist zur Vertheilung der Nahrung wegen der organischen Verschiedenheit oder Dichtigkeit der Substanz der Theile notwendig: aber die Pulsationen geschehen zu selten, und manchmal überhaupt nicht, wegen der Kälte, wie sie jenen gemäss ist, welche zweifelhafter Natur sind, so dass sie bisweilen zu leben, bisweilen zu sterben, und manchmal ein Thier-, manchmal ein Pflanzenleben zu führen scheinen. Auch bei den Insekten scheint es der Fall zu sein, dass sie (wenn sie während des Winters versteckt sind und gleichsam wie todt sich verbergen) nur ein Pflanzenleben führen; ob dasselbe aber auch bei einigen Blutthieren zutrifft, wie bei Fröschen, Schildkröten, Schlangen, Blutegeln kann man nicht mit Unrecht bezweifeln.

Aber bei grösseren, wärmeren [Thieren in ihrer Eigenschaft] als Blutthiere bedarf es eines Antreibers des Nährstoffes und [zwar eines] von grösserer Kraft: daher haben Fische, Schlangen, Eidechsen, Schildkröten, Frösche u. dgl. einestheils ein Ohr, anderntheils e i n e Herzkammer, wesshalb es auch sehr wahr ist (Aristot. de partibus animal.3), dass kein Blutthier des Herzens ermangelt, durch welchen Antreiber der Nährstoff nicht allein stärker, sondern auch weiter und schneller von den Ohren fortgetrieben wird.

Ja bei noch grösseren, wärmeren und vollkommneren Thieren wird, da sie sehr vieles, heisseres und spirituöses Blut im Ueberfluss haben, bei diesen wird ein stärkeres und fleischigeres Herz erfordert, damit durch dieses wegen der Grösse des Körpers oder der Dichtigkeit des Baues Nährstoff stärker, schneller und mit grösserem Antrieb fortgetrieben wird.

Und weil ausserdem vollkommnere [Thiere] eines vollkommneren Nährstoffes, und reichlicher angeborner Wärme bedürfen, damit der Nährstoff durchgekocht wird und eine weitere Vervollkommnung erlangt, erhielten jene Thiere auch eine zweite Kammer, die durch die Lungen selbst den Nährstoff treibt.

So sind bei allen [Thieren], welche Lungen haben, zwei Herzkammern, eine rechte und eine linke, vorhanden, und wo immer eine rechte, da ist auch eine linke Kammer zugegen, nicht umgekehrt auch eine rechte, wo eine linke vorhanden (ich bezeichne nämlich als linke eine nach der Verrichtung, nicht nach der Lage unterschiedene, welche das Blut in den ganzen Körper, nicht bloss in die Lungen vertheilt) [und] es scheint daher die linke Kammer ein Herz für sich auszumachen und sie ist, in der Mitte gelegen, mit tieferen Buchtungen und mit grösserer Sorgfalt ausgeführt, so, dass das Herz der linken Kammer wegen vorhanden: und die rechte Kammer gleichsam die linke zu bedienen scheint, und [jene]reicht nicht bis zum Conus desselben und besitzt eine dreifach zartere Wand und hat gleichsam ein Gelenk (wie Arist. [sagt]) oberhalb der linken. Sie hat aber einen grösseren Fassungsraum, damit sie nicht allein der linken den Stoff, sondern auch der Lunge den Nährstoff liefert.

Anzumerken ist aber, dass beim Embryo diese Dinge sich anders verhalten und dass keine so grosse Verschiedenheit der Kammern [bei ihm] vorhanden ist, sondern sie verhalten sich wie die Doppelkerne an der Nuss fast gleich, und der Conus der rechten reicht zum tiefsten Punkte der linken hin, so dass das Herz bei diesen (gleichsam doppelten Gipfel) am Conus hat, und diess [deshalb], weil das Blut, da es bei diesen (wie ich gesagt habe) nicht durch die Lungen geht, nur bloss aus dem Sinus des Herzens in den linken fliesst. Beide vollbringen durch das eiförmige Loch und den arteriösen Gang dasselbe Geschäft der Ueberführung des Blutes aus der Hohlvene in die Arteria magna und treiben es gleicherart in den ganzen Körper ein. Daher die gleiche Beschaffenheit. Wenn es aber an der Zeit ist, dass die Lungen in Gebrauch kommen und die besagten Verbindungen geschlossen werden, dann beginnt diese Verschiedenheit der Kammern an Stärke u.s.w.; weil die rechte [das Blut] durch die Lunge, die linke durch den ganzen Körper treibt.

Ausserdem gibt es im Herzen auch Muskelchen (so zu sagen) oder fleischige Leistchen, und viele fibröse Schlingen (die Aristot. lib. de respirat. et de partibus animalium 3. Nerven nennt), welche theils angetrennt auf verschiedene Weise ausgespannt; theilweise in den Wandungen und der Scheidewand (tiefe Buchtungen bildend) gleichsam wie einzelne kleine Muskeln furchenartig verborgen sind. Diese unterstützen gleichsam den stärkeren, und kräftigeren Antrieb des Blutes und die Zusammenziehung des Herzens, und sind dem Herzen beigegeben, und helfen zum weiteren Austrieb des Blutes und [sind dazu vorhanden], damit sie (gleichsam nach Art der Schiffstaue und als ein künstlicher Apparat) überall zur

Hilfe sind, während das Herz sich von allen Seiten zusammenzieht; und damit sie das Blut voller und kräftiger aus den Kammern austreiben.

Diess ist aber offenbar, dass sie bei einigen Thieren vorhanden sind, bei andern nicht, und dass sie bei allen jenen, bei denen sie vorhanden, in der linken [Kammer] zahlreicher, als in der rechten, und dass sie bei einigen Thieren in der linken, in der rechten aber gar nicht vorhanden sind, und beim Menschengeschlecht zahlreicher in der linken, als in der rechten Kammer, und zahlreicher in den Kammern, als in den Ohren, und bei einigen in den Ohren fast gar nicht. In fleischigen und muskulösen Bauernleibern und bei solchen von plumpem Bau [sind sie] zahlreicher, in zarten Frauenkörpern spärlicher.

Bei einigen Thieren sind die Herzkammern inwendig glatt; ganz frei von Fasern, Muskelchen, und nicht durch Buchtungen zerspalten (wie bei fast allen kleineren Vögeln, Schlangen, Fröschen, Schildkröten u. dgl., so bei Rebhuhn, Huhn, ähnlicherweise zum grössten Theil bei den Fischen) und bei diesen werden weder Nerven (oder sogenannte Fasern) noch dreizipflige Klappen in den Kammern gefunden. Bei einigen Thieren sind die rechten Kammern innen glatt, die linke aber hat jene faserigen Schlingen, wie bei der Gans, dem Schwan, und schwereren Vögeln. Der Grund ist bei diesen derselbe, wie bei allen; dass, da die Lungen schwammig und locker und weich sind, zur Fortschaffung des Blutes durch dieselben, eine so grosse Kraft nicht erfordert wird, wesshalb in den rechten Kammern jene Fasern entweder nicht vorhanden, oder in geringerer Anzahl, schwächer, nicht so fleischig sind, noch den Muskeln gleich. Die der linken sind sowohl stärker, als in grösserer Zahl vorhanden, als fleischiger, als muskulös, weil die linke Kammer grösserer Stärke, und Kraft bedarf, womit sie das Blut durch den ganzen Körper weiter treiben muss.

Und daher schliesst die linke Kammer auch die Herzscheidewand ein und hat eine dreifach dickere, und stärkere Wand als die Rechte. Daher haben alle Thiere, und ähnlich [verhält es sich] unter den Menschen, eine je dichtere, härtere, und festere Beschaffenheit des Fleisches, und je fleischigere, muskulösere und je weiter vom Herzen entfernte äussere Gliedmassen sie haben: ein um so fleischigeres, dickeres, stärkeres und muskulöseres Herz. Und diess ist handgreiflich und nothwendig. Dagegen zeigen sie ein um so kraftloseres, weicheres und innen um so weniger (oder überhaupt nicht) faseriges und ein schwächliches Herz, von je lockerem Gewebe, und weicherem Bau, und von je geringerer Dicke des Fleisches sie sind.

Ziehe ähnlicherweise den Nutzen der halbkreisförmigen Klappen in Betracht, welche so gestaltet sind, dass das einmal in die Herzkammern geflossene Blut nicht wieder zurücktritt, und [welche] so dicht an der Mündung der Vena arteriosa und Aorta (wo sie aufgerichtet, und gegenseitig verbunden eine dreieckige

Linie bilden, wie sie vom Blutegelstiche zurückbleibt) beobachtet werden, damit sie den Rückfluss des Blutes verhüten.

Die dreizipfligen [stehen] am Eingange aus der Hohlvene, als Thürhüter an der Arteria venosa, damit das Blut, wenn es am meisten andrängt, nicht rückwärts entschlüpft, und aus dieser Ursache besitzen sie nicht alle Thiere (wie ich gesagt habe) und stellen sie sich bei denen, welche sie besitzen, nicht mit der gleichen Erfindsamkeit der Natur, sondern bei einigen genauer, bei anderen schlaffer und weniger sorgsam hergerichtet dar, damit sie je nach dem grösseren oder geringeren Antrieb infolge der vollbrachten Zusammenziehung der Kammern sich schliessen: daher gibt es in der linken Kammer, damit im Verhältnis zum grösseren Antrieb der Schluss um so sorgfältiger wird: nur zwei in Form einer Mitra, auf dass sie aufs genaueste schliessen und stehen fürwahr ähnlicherweise in Kegelform mitten der Länge nach in Berührung (welches Verhalten vielleicht dem Aristoteles sich so darstellte, dass er diese Kammer beim Querschnitt für doppelt hielt), damit das Blut nicht rückwärts in die Arteria venosa entschlüpft, und damit alsdann nicht die Kraft der linken Kammer beim Forttreiben [des Blutes] durch den ganzen Körper erschöpft wird, übertreffen jene Mitralklappen jene in der rechten Kammer an Masse, und Kraft und genauem Schluss. Daher sieht man nothwendigerweise auch kein Herz ohne Kammer, da sie eine Cisterne, und Quelle, und Vorrathskammer des Blutes sein soll: das gleiche aber trifft nicht mmer beim Gehirn ein: denn fast alle Vogelarten haben keinen Ventrikel im Gehirn, wie sich diess bei der Gans und dem Schwan ergibt, deren Gehirn fast dem Gehirn des Kaninchens an Grösse gleichkommt. Die Kaninchen aber haben Ventrikel, nämlich im Gehirn, die Gans dagegen nicht. Aehnlich hängt überall, wo e i n e Kammer ist, e i n schwaches, häutiges, innen hohles, mit Blut gefülltes Ohr dran; wo zwei Kammern sind ähnlicherweise zwei Ohren.Dagegen haben aber einige Thiere nur e i n Ohr (aber keine Herzkammer) oder nur als Analogon des Ohrs eine Blase, oder es pulsiert die an dieser Stelle erweiterte Vene selbst, wie es sich zeigt bei Hornissen, Bienen, und andern Insekten, betreffs derer ich durch einige Versuche nachweisen zu können glaube, dass sie nicht allein einen Puls, sondern auch eine Respiration in jenem Theile besitzen, welchen man Schwanz nennt, (weshalb dieser sich bald rascher, bald seltener verlängert und zusammenzieht, je nachdem sie athemlos und der Luft bedürftig erscheinen), aber darüber in der Abhandlung über die Athmung. Aehnlicherweise ist es klar, dass die Ohren pulsieren, sich zusammenziehen (wie ich früher gesagt habe) und Blut in die Kammern werfen, weshalb, wo immer eine Kammer vorhanden, auch ein Ohr nothwendig ist, nicht allein, damit es, wie man gewöhnlich glaubt, ein Aufnahme- und Vorrathsbehälter sei (was nämlich zur Erhaltung der Pulsation nothwendig ist), sondern es sind die Ohren die ersten Beweger des Blutes, besonders [ist] das rechte, das zuerst lebt, zuletzt stirbt (wie *früher gesagt worden), desshalb nothwendig, damit es nämlich das Blut dienstbereit in die Kammer eingiesst. Diese Kammer schafft beständig (durch ihre eigene Zusammenziehung) schon vorher in Bewegung befindliches Blut weg und treibt es kräftiger vor, gerade so wie du im Ballspiel beim Zurückwerfen den Ball stärker und weiter schleudern, als beim einfachen Fortwerfen vorwärts treiben kannst. Ja es wird sogar deshalb, weil, entgegen der gewöhnlichen Meinung, weder das Herz, noch irgend etwas anderes sich so ausdehnen kann, dass es durch seine Ausdehnung etwas in sich anziehen könnte, ausser wenn es wie vorher mit Gewalt zusammengedrückte Schwämme zu seiner [früheren] Beschaffenheit zurückkehrt, bekannt ist aber, dass alle Bewegung bei den Thieren local geschieht und ihren Anfang von der Zusammenziehung eines Theilchens aus genommen hat: das Blut durch Zusammenziehung der Ohren, wie ich früher klar gelegt habe, in die Kammern eingetrieben, und von da durch Zusammenziehung der Kammern fort- und übergeführt.*

Diese Wahrheit betreffs der localen Bewegung, und [die] dass das unmittelbare Organ der Bewegungen, welchem bewegender Spiritus (wie Aristot. libro de spiritu und anderswo sagt) zuerst innewohnt, bei jeder Bewegung jeden Thieres contractil ist, und dass νεύςον von νεύω [=] nuto, contraho [stammt], das möge [hierzu]gesagt werden. Auch möchte ich glauben, dass [der Umstand] dass Aristot. Muskeln kannte, und nicht alle Arbeit, [alle] Bewegung der Thiere auf die Nerven oder auf das Contractile zurückgeführt, und weiter jene Muskelchen im Herzen Nerven genannt hat, klar wird, wenn wir die Bewegungsorgane der Thiere und den Bau der Muskeln nach unseren eigenen Beobachtungen einmal demonstrieren können.

Nunmehr unser Vorhaben betreffs des Nutzens der Herzohren bei Füllung der Kammern, wie früher gezeigt worden ist, mit Blut weiter ausführend; zeigt es sich, dass, je dichter, fester, von je dickerer Wandung das Herz ist, [auch] die Ohren zum Zwecke der Eintreibung und Einfüllung [des Blutes] um desto nervenreicher und muskulöser sind, unter entgegengesetzten Verhältnissen aber gleichsam eine Blutblase und eine bluthaltende Haut (wie sie bei den Fischen zum Vorschein kommt, denn hier ist die Stelle des Herzohrs eine äusserst zarte und so weite Blase, dass das Herz sich in diese selbst umzuwandeln scheint), so dass, da bei diesen Fischen jene Blase nur wenig fleischiger ist, diese sehr schön die Lungen vorzutäuschen und vorzulügen scheint; wie bei Cyprinus und Barbo tinea und andern.

Bei einzelnen Menschen, nämlich bei muskulösen und plumper gebauten, habe ich das rechte Herzohr so stark, und mit Muskelchen und verschiedenem Fasergewebe innen so bedeutend ausgerüstet gefunden: dass es den Kammern anderer an Stärke gleich kam, und ich mich wahrhaft wunderte, wie gross der Unterschied bei verschiedenen Menschen war.

Aber es ist anzumerken, dass die Herzohren beim Fötus bei weitem grösser sind, als sie nach Verhältnis sein sollten, weil sie vorhanden sind, ehe das Herz entsteht, oder seine Funktion vollzieht (wie früher dargethan worden), und [weil sie] hier gleichsam das Geschäft des Herzens verrichten.

Was ich aber bei der Entwicklung des Fötus beobachtet (und früher berichtet habe und Aristot. beim Ei bestätigt) liefert den grössten Beweis und [das grösste Licht] zu Gunsten dieser Sache. Unterdessen während der Fötus, gleichsam ein weicher Wurm und (wie man sagt) in der Milch ist, besitzt er nur einen Blutpunkt, oder ein pulsierendes Bläschen, und gleichsam einen, am Anfange, oder an der Basis erweiterten Abschnitt der Vena umbilicalis; wenn nachher der in den Umrissen gebildete Fötus, schon einen gewissen Körperumfang zu besitzen anfängt, so geht jene fleischiger und stärker gewordene Blase (in veränderter Beschaffenheit) in die Ohren über, an denen der Körper des Herzens (das noch kein öffentliches Amt verrichtet) hervorzusprossen beginnt, nachdem aber der Fötus entwickelt ist, wenn die Knochen schon von den Fleischtheilen unterschieden sind, und das Thier vollkommen ist, und man fühlt, dass es Bewegung besitzt, dann ist auch innen ein pulsierendes Herz vorhanden und treibt (wie ich gesagt habe) durch beide Ventrikel Blut aus der Hohlvene in die Arterie.

So hat die vollkommene und göttliche Natur, da sie nichts vergebliches thut, weder jedem Thier ein Herz gegeben, wo es nicht nothwendig war, noch hat sie [eins] geschaffen, bevor es Verwendung finden sollte; sondern es erwirbt bei der Entwicklung eines jeglichen Thieres in den gleichen Abstufungen, indem es (so zu sagen) die Körperbildung aller Thiere, Ei, Wurm, Fötus, durchläuft, bei den einzelnen seine Vollkommenheit. In der Entwicklungsgeschichte des Fötus, müssen diese Dinge durch viele Beobachtungen bewiesen werden.

Endlich hat Hippokrates in dem Buche über das Herz nicht unverdienterweise dasselbe einen Muskel genannt, da seine Thätigkeit die gleiche, sein Amt dasselbe ist, nämlich sich selbst zusammenzuziehen, [und] anderes zu bewegen, nämlich das enthaltene Blut.

Dass man überdiess aus der Beschaffenheit der Fasern und der wie beim Muskel selbst [sich gestaltenden] Bewegungsart die Thätigkeit und die Verrichtung des Herzens erkennen kann, haben alle Anatomen mit Galen angemerkt, nämlich dass der Körper des Herzens aus abwechselnd geradem, querem und schrägem Faserzuge besteht, dagegen nimmt man am gekochten Herzen wahr, dass die Anordnung der Fasern sich anders verhält. Alle Fasern in den Wandungen der Scheidewand sind nämlich kreisförmig, wie beim Sphincter, jene aber, welche in den Muskelchen enthalten sind, sind der Länge nach schräg ausgebreitet: so geschieht es, dass, wenn alle Fasern zugleich zusammengezogen sind, sowohl der Conus von den Muskelchen nach der Basis hin bewegt worden ist, als die rings im Kreise umschlossenen Wandungen, und das Herz überall in Contraction sind, als die Kammern zusammengepresst werden, und folglich muss man, da Zusammenziehung die Thätigkeit desselben darstellt, annehmen, dass die Verrichtung desselben die ist, das Blut in die Arterien zu treiben.

Und nicht weniger muss man dem Aristoteles hinsichtlich des Vorrangs des Herzens [in den Fragen] zustimmen, ob es vom Gehirn Bewegung und Emfindung erhalte? oder von der Leber das Blut? ob es der Ursprung der Venen und des Blutes u. dergl. sei? da diejenigen, welche ihn zu widerlegen versuchen, jenes Hauptbeweismittel bei Seite lassen, oder nicht verstehen, dass nämlich das Herz das Erstvorhandene ist, und in sich Blut, Leben, Empfindung, Bewegung enthält, ehe noch das Gehirn oder die Leber gebildet oder gänzlich abgetrennt erschienen waren, oder nur irgend eine Verrichtung vollbringen konnten. Und mit seinen eigenen für die Bewegung hergerichteten Organen ist das Herz gleichsam eine Art inneren älteren Thieres. Nachdem dieses zuerst gebildet worden, hätte die Natur gewollt, dass von ihm aus nachher das ganze Thier gleichsam als dessen Werk und Wohnung entstehe, ernährt, erhalten, gebildet werde: und dass das Herz (gleichwie im Staate der Fürst) in dessen Hand die erste und oberste Gewalt ist, überall gebiete. Von ihm als vom Ursprung, und Fundament solle im Thier alle Macht abgeleitet werden und abhängen.

Weiter beleuchten und beweisen ähnlicherweise die meisten Verhältnisse an den Arterien diese Wahrheit, warum die Arteria venosa nicht pulsirt, da sie doch zu den Arterien gezählt wird? oder warum an der Vena arteriosa Puls gefühlt wird? weil [so lautet die Antwort] der Puls Eintreibung des Blutes ist.

Wesshalb die Arterien an Dicke und Stärke ihrer Haut so sehr von den Venen sich unterscheiden [davon ist der Grund], weil sie die Gewalt des eintreibenden Herzens, und das Hervorstürzen des Blutes aushalten.

Da die vollkommene Natur also nichts vergeblich thut, und in allem dem Bedürfnisse Rechnung trägt, so unterscheiden sich die Arterien um so mehr im Bau von den Venen, je näher sie dem Herzen sind, und sie sind [hier] stärker und mehr bandartig, in ihren äussersten Verzweigungen aber, wie in der Hand, im Fusse, im Gehirn, im Mesenterium sind sie im Bau den Samengefässen so ähnlich, dass bei Betrachtung der Häute mit blossem Auge das eine von dem andern schwer zu unterscheiden ist. Das verhält sich aus rechten Ursachen so, denn je weiter die Arterien vom Herzen entfernt sind, mit um so viel geringerer Kraft werden sie von dem durch den grossen Zwischenraum gebrochenen Herzstosse getroffen. Füge hinzu, dass der Antrieb des Herzens, da er in allen Stämmen und Zweigen der Arterien dem Blute gewachsen sein muss, gleichsam im Verhältnisse zu den einzelnen Theilungen getheilt verwendet wird.

So sehr, dass die letzten capillaren Theilungen, nicht allein dem Bau, sondern auch der Verrichtung nach arteriöse Venen zu sein scheinen, da sie entweder keinen fühlbaren Puls oder doch nicht immer einen solchen geben, und nur, wenn das Herz *heftiger schlägt, oder eine kleine Arterie an irgend einer Stelle erweitert; oder mehr offen ist. Daher kommt es, dass wir bisweilen in den Zähnen und in Geschwülstchen, bisweilen in den Fingern den Puls fühlen können; bisweilen nicht. Daher möchte ich aus diesem einen Zeichen bestimmt beobachtet haben, dass Knaben, deren Pulse immer schnell und häufig sind, fiebern, und ähnlicherweise bei Schmächtigen und Zartgebauten; durch Compression der Finger mochte ich leicht aus dem Klopfen der Finger haben wahrnehmen können, wenn das Fieber stark war.*

Anderntheils kann man, wenn das Herz langsamer schlägt, nicht allein in den Fingern, sondern sogar nicht am Handgelenke, oder an den Schläfen den Puls fühlen, z.B. bei Ohnmacht und hysterischen Zufällen, und bei Asphyxie, bei sehr hinfälligen, Sterbenden.

Hier müssen die Chirurgen, damit sie sich nicht täuschen, daran gemahnt werden, dass bei Absetzung der Glieder und Ausschneidung von Fleischgeschwülsten und bei Wunden; das Blut immer mit Kraft aus einer Arterie austritt, nicht immer aber unter Spritzen, weil die kleinen Arterien nicht pulsieren, zumal wenn sie durch eine Ligatur zusammengedrückt sind.

Weiter ist der Grund, warum die Vena arteriosa nicht allein die Beschaffenheit und Haut einer Arterie besitzt, sondern auch warum sie an Dicke der Haut nicht so viel von den Venen, als die Aorta sich unterscheidet, der gleiche [nämlich], die Aorta hält grösseren Antrieb von der linken Kammer aus, als jene von der rechten, und sie ist von um so viel weicherem Bau, als die Aorta, um wie viel die rechte Kammer des Herzens sowohl an Wandstärke, als an Fleisch schwächer, als die Beschaffenheit des Körpers und des Fleisches nachstehen, um so viel unterscheidet sich die Haut der Vena arteriosa von jener der Aorta. Und dies alles bleibt stets und überall in Proportion, und von je fleischigerem, muskulöserem, und plumperem Bau die Menschen sind, und je stärker, dicker und fibröser das Herz ist, diesem Verhältnisse proportional besitzen sie an Dicke und Stärke in Allem entsprechende Herzohren und Arterien.

Daher unterscheiden sich bei jenen Thieren, welche innen glatte Herzkammern, frei von Zotten oder Klappen, mit dünner Wand haben, wie die Fische, Vögel, Schlangen und die meisten Thiergattungen, die Arterien an Dicke der Häute wenig oder in nichts von den Venen.

Die Ursache, warum die Lungen so weite Gefässe, Vene und Arterie, besitzen, so dass der Stamm der Arteria venosa die beiden Crural- und Jugularzweige übertrifft und warum sie mit so viel Blut gefüllt sind, wie wir aus Erfahrung und Autopsie wissen (zufolge der Mahnung des Aristot. nicht getäuscht durch die Inspection [der Lungen]. die wir zergliederten Thieren entnommen haben, deren sämmtliches Blut ausgeflossen) ist die, weil in den Lungen und dem Herzen der Vorrathsbehälter, die Quelle und der Schatz des Blutes und die Werkstatt der Vervollkommnung liegt.

Dass wir ähnlicherweise die Arteria venosa, und die linke Kammer (bei der anatomischen Zergliederung) mit einer so grossen Menge, und zwar gleicherweise mit eben solchem schwarzen und geronnenem gefüllt sehen, womit die rechte Kammer, und die Vena arteriosa gefüllt sind. [davon ist der Grund]. Weil das Blut beständig nach jener und dieser Richtung die Lungen durchwandert.

Dass endlich die sogenannte Vena arteriosa, gewöhnlich die Beschaffenheit einer Arterie: die Arteria venosa aber die einer Vene hat. [davon ist der Grund]. Weil jene in der That, sowohl in Verrichtung als Beschaffenheit und in allen Stücken, entgegen dem gewöhnlichen Glauben, eine Vene ist. Und dass die Vena arteriosa eine so grosse Oeffnung besitzt, [das ist desshalb der Fall], weil sie viel mehr fortführt, als zur Ernährung der Lungen nothwendig ist.

Alle diese bei der Zergliederung zu beobachtenden Dinge, und sehr viele andre scheinen, wenn sie richtig untersucht worden sind, die ausgesprochene Wahrheit, vortrefflich zu erläutern und völlig zu beweisen, und zugleich den landläufigen Meinungen entgegenzutreten.: da es Jedermann (ausser auf die Weise, nach welcher wir es [gethan]) sehr schwer fallen möchte, zu erklären, aus welcher Ursache alle diese Dinge so ein- und hergerichtet sind."

2.5.3 Kommentar (Ludwig Aschoff) (2)

Aschoff kommentiert in seinen Schlussbemerkungen folgendermaßen:

„Wie jede Entdeckung ihre Vorläufer hat, so auch die Harveys. Und gerade die Irrthümer jener leisteten auch in diesem Falle Hebammendienste bei der Geburt der Wahrheit.

Die antike Lehre von der Blutbewegung aus dem Herzen in die Venen und in jenes zurück, nach Art der Ebbe und Flut, und die von der Bewegung der „Spiritus" in die Arterien und der gleichzeitigen Abgabe des „Russes" durch die Lungen, die Lehre von den Poren in der Herzscheidewand u.s.w. war so schwerfällig und verwickelt, dass wir uns heute wundern, dass nicht schon die grossen Aerzte des 16. Jahrhunderts wenigstens, wie Alphons der ptolemäischen Theorie von der Bewegung der Himmelskörper gegenüber, erklärten, sie sei nicht einfach genug, um wahr sein zu können. Die Autorität Galen's war aber vorerst noch zu mächtig, als dass selbst ein Anatom wie Vesal, sich überall von ihr hätte frei machen können und – dürfen, wollte er Glauben finden. Der Erste, welcher eine über die der Alten hinausgehende Blutbewegungslehre geschrieben, war Servet: er gab jedoch nur den Weg, den unser heutiger sog. kleiner Kreislauf nimmt, richtig an; den letzteren hat er um so weniger entdeckt, als man von einer solchen Entdeckung überhaupt noch nicht reden kann, sobald Jemand, wie Servet es doch thut, dem Blute bei der Inspira-

tion in den Lungenvenen Athemluft und zwar nicht insensible Theile dieser, sondern wirkliche, beigemischt weden, Fuligo aber bei der Exspiration austreten lässt und über die weiteren Schicksale des Blutes resp. des Luftinhalts der Arterien die alte Vorstellung beibehält: die einfache Lehre eines kleinen Kreislaufs für sich ist überhaupt schon ein Gegenbeweis gegen irgend klare Vorstellungen über wahre Blutbewegung; denn nur als Glied des Ganzen hat jener einen klaren physiologischen Sinn. Ja die Ansicht der Alten, dass sämmtliches aus dem rechten Herzen in die Lungen tretende Blut zur Ernährung derselben allein verwandt werde, ist sogar physiologisch fassbarer, als die Angabe Servet's der das Blut des rechten Herzens zwar durch die Lungen in die Lungenvenen gelangen, dann aber dennoch plötzlich verschwinden, vielmehr sich in etwas umwandeln lässt, das die Arterien als Spiritus u.s.w. füllt. Servet gibt zudem nur ein glückliches Aperçu über den Weg des kleinen Kreislaufs, einen experimentell-anatomischen Beweis für die Existenz eines solchen bleibt er ganz schuldig; denn die blosse Angabe über die grosse Weite der Lungenarterie ist doch kein solcher, sondern nur etwa eine Stütze für seine glückliche Annahme. Anders Harvey, der den Weg des kleinen Kreislaufs nicht allein durch Wasserinjektion wirklich demonstriert (Gegenschrift gegen Riolan), sondern denselben vor Allem physiologisch richtig gedeutet und weiter verfolgt hat. Die physiologische Seite der Kreislauflehre ist aber wichtiger und diese hat sicher zuerst auch für den kleinen Kreislauf Harvey geliefert, soweit er sie ohne genaue Kenntnis des chemischen Vorgangs in den Lungen irgend liefern konnte.

Colombo kam dem sog. kleinen Kreislaufe insofern näher, wie Servet, als er in demselben bis zum linken Vorherzen reines Blut circulieren liess. Hier aber verschwindet es auch bei ihm wieder und wird zu feinstem Blute resp. Spiritus vitalis. Wie wenig richtige physiologische Ansichten er auch sonst hatte, geht daraus hervor, dass er das Herz, entgegen Hippokrates, nicht für einen Muskel hält und dass er entwicklungsgeschichtlich die Arteria pulmonalis, soweit sie Vene aus der Leber, so weit sie Arterie aus dem Herzen entstehen lässt. – Er hat viele Vivisektionen gemacht und stützt sich in seinen Angaben über den Blutgehalt der Lungenvenen auf solche. Colombo hat übrigens zuerst den Hund an Stelle der Schweine, die vor ihm dazu benutzt wurden, zu jenen verwandt.

Cäsalpin, ein tiefer Kenner des Aristoteles und ein äusserst scharfsinniger Geist, kam ohne Zweifel der Idee des ganzen Kreislaufs am nächsten und man kann es begreifen, wenn man es auch durchaus nicht als erwiesen findet, dass die Italiener ihn zum Entdecker des Kreislaufs deuten, zumal, wenn dabei noch übertriebenes Nationalgefühl oder auch südlich erregbare Phantasie in's Spiel kommen. Ruhige und nüchterne Prüfung des Ganzen der physiologischen Anschauungen Cäsalpin's lehren aber, dass ihm die Entdeckung, also auch die 1876 ihm errichtete Büste des Entdeckers des Kreislaufs nicht zukommt, selbst *dann nicht, wenn man zertreute Bemerkungen und Stellen in einen künstlichen Zusammenhang brächte, was jedoch unzulässig, wenn es auch geschehen ist (wobei sogar noch nach Goethe's Rath verfahren wurde, dass, falls nichts drin liege, man nur fröhlich etwas unterlegen solle, um den gewünschten Sinn und damit die Entdeckung zu erhalten). Ausserdem beruhen Cäsalpin's Darlegungen viel zu sehr auf Speculation: zwingende experimentelle resp. anatomisch sicher gestützte Beweise liefert er nicht, ja, er kann nicht einmal die Erfahrungen beim Anlegen der Aderlassbinde richtig oder vielmehr, er kann sie überhaupt nicht erklären, was alles übrigens Daremberg schon richtig betont hat. Lässt er doch auch sogar noch das Blut der Abkühlung wegen zum Theil durch die Lungen hindurch, zum andern Theil aber noch durch die Herzscheidewand in den linken Ventrikel gelangen!*

Harvey hat zwar ebenfalls noch einige Unvollkommenheiten und Lücken in seiner Kreislauflehre: die Unvollkommenheit, dass er den Uebertritt des Arterienblutes in die Venenanfänge nur, aber immerhin doch, durch vage Anastomosen stattfinden lässt – denn die heute so genannten Capillargefäße kannte er nicht –, die Lücke, dass er den Chylus-Lymphstrom nicht in den Kreislauf eingefügt, vielmehr nicht einzufügen weiss etc. Welche Entdeckung hätte aber nicht noch einzelner Nachbesserungen bedurft?

Harvey hat, das lässt sich selbst durch die gelehrteste Nörgelei nicht bestreiten, den Doppelring des Kreislaufes der Nachwelt, wenn auch durch ein nicht völlig seiner Natur nach erkanntes Bindeglied geschlossen übergeben, wie Copernikus die Lehre von dem Kreislaufe der Welten. Wie diese aber noch der Kepler, Galilei und Newton bedurfte, um ganz erwiesen und erkannt zu sein, so bedurfte die Harvey'sche Kreislaufslehre zu demselben Zwecke noch der Forscher Aselli, Pecquet, Rudbeck-Bartholin und des grossen Malpighi! Vorläufer und Vollender grosser Entdeckungen muss die Nachwelt jedoch ebenso mit Ehren nennen, wie den Entdecker selbst; denn ist es auch nicht ebenso ruhmreich, solch ein Vorläufer und Vollender zu sein, so ist es doch nicht viel weniger ehrenvoll!"

2.5.4 Diskussion über die geschichtliche Entwicklung

William Harvey bekam durch seine Forschungen zunehmend Zweifel an der aristotelisch-galenischen Kreislauflehre. Er fragte sich, wieso rechtes und linkes Herz so verschiedene Aufgaben haben, obwohl sie so gleichartig gebaut sind; weshalb von der rechten Kammer ein so kräftiges Gefäß wie die Arteria pulmonalis nur zur Ernährung der Lunge abgeht, wie trotz der Mitralklappe spiritushaltiges Blut und Qualm zur Lunge gelangen kann, wie trotz der Venenklappen Blut in den Venen zur Peripherie fließen kann, wie Blut durch die Herzscheidewand gelangen kann, obwohl die Kammerscheidewand dick und fest ist, warum sich in den Arterien keine Luft befindet und die Pulswelle in der Systole entsteht und wie trotz Aortenklappe Blut von der Aorta in die linke Herzkammer zurückfließen kann.

Auch fragte er sich, wie die Leber im gleichen Umfang Blut erzeugen kann, wie es im Körper verteilt wird und warum die rechte Herzkammer eine geringere Wanddicke aufweist, obwohl sie wie die linke Herzkammer Blut in den Körper bringt.

Harvey stellte fest, dass das Herz Blut unter hohem Druck auswirft und dass keine andere Kraft im Körper existiert, die einen Druck wie in den Herzkammern aufbringt, der das Blut befördern könnte. Auch kam er zu der Ansicht, dass das bei jedem Auswurf (Systole) ausgeworfene Blut nicht laufend in der Körperperipherie verbraucht werden kann.

Harvey stellte auch die Berechnung an, dass bei einem Volumen der linken Herzkammer von 3-5 Unzen (90-150 ml) und einem Schlagvolumen von ½ Unze (15 ml), das Venensystem übervoll sein müsste.

Er schloss daraus, *„dass das Blut infolge des Pulses der Ventrikel durch die Lunge und das Herz in den gesamten Körper getrieben wird und unvermerkt in die Venen und Poren der Weichteile eintritt. Es strömt dann auf dem Weg der Venen überall von der Peripherie zum Zentrum, von da endlich durch die Hohlvene in das Herzohr.*

Es ist folgerichtig zu schließen, dass das Blut in den Tieren herumgetrieben werde in einer gewissen kreisartigen Weise".

In seiner Ansicht wurde er auch unterstützt durch die Unterbindung einer Vene und Arterie. Bei diesem Versuch kam es zu einer Geschwulst unterhalb der Vene und oberhalb der Arterie.

Die Harveysche Blutkreislauflehre blieb jedoch eine Hypothese (9), da er den Übertritt von Blut von den Arterien in die Venen nicht nachweisen konnte. Dies war erst Malpighi 1661 nach Erfindung des Mikroskops möglich.

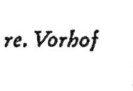 re. Vorhof

re. Kammer

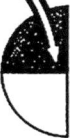 1. kaltes Blut strömt aus vena cava in rechten Vorhof

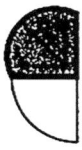 2. Blut wird erhitzt, sein Volumen vergrößert sich

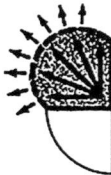 3. Blut dehnt = irritat Vorhofwand

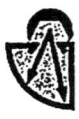 4. Vorhof kontrahiert sich, excitatur et sanguis cum impetu in cordem protruditur

Abb. 19: Vorstellungen Harveys über das Auslösen der Kontraktion des rechten Vorhofs

(aus: Walter L. von Brunn: Kreislauffunktion in William Harvey's SchriftenSpringer Verlag Berlin/ Heidelberg/New York, 1967)

Trotz der Entdeckung der Blutkreislaufhypothese war Harvey die Bedeutung des Blutkreislaufs nicht klar. Auch hing er noch verschiedenen früheren Ansichten von Aristoteles an wie z.B. dass das Herz der Auffrischung und Erwärmung des Blutes (Calor innatus) dient, durch die eingepflanzte Wärme der spiritus vitalis in der linken Herzkammer entsteht, das in der Peripherie verschlechterte Blut im Herzen erneuert wird und somit das Herz nicht nur eine Mittlerfunktion beim Transport des Blutes einnimmt, sondern im Dienst der Vitalisierung des Körpers steht.

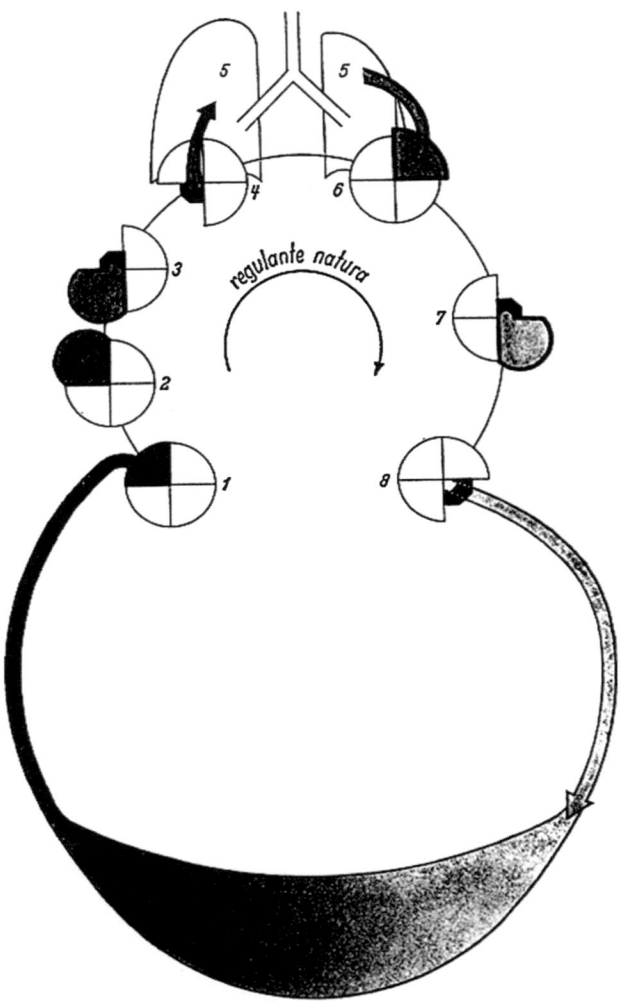

Abb. 20: Vorstellungen Harveys über die Auslösung der Kontraktionen des Herzens und der Energie für den Bluttransport im kleinen (1-6) und großen (7 und 8) Kreislauf

(aus: Walter L. von Brunn: Kreislauffunktion in William Harvey's SchriftenSpringer Verlag Berlin/ Heidelberg/New York, 1967)

Nach Harvey wird das kalte, zähflüssige Blut der unteren Hohlvene im rechten Vorhof aufgeheizt, verflüssigt und verfeinert. Das vergrößerte Blutvolumen löst eine Kontraktion des rechten Vorhofes aus, wodurch die rechte Herzkammer gefüllt wird. Diese wird dadurch zur Kontraktion angeregt und transportiert das Blut in die Lunge. Nach ihm dient die Lunge nur als Blutspeicher und er nahm keinen Gasaustausch in der Lunge an.

Das Blut fließt dann durch Sogwirkung von der Lunge in den linken Vorhof, wobei er offen ließ, wodurch die Kontraktion des linken Vorhofs ausgelöst wird. Beim linken Ventrikel kann man annehmen, dass Harvey wie auch bei der rechten Herzkammer davon ausging, dass die Blutfüllung die Kontraktion auslöst (Abb. 19, Abb. 20).

Die Schrift Harveys führte zu einer heftigen, wohl in der Medizingeschichte beispiellosen Diskussion. Es formierten sich Gegner der Harveyschen Kreislauftheorie wie Primrose, Vesling, Plemp und Gassendie wie auch Anhänger wie Rolfinck, Descartes, de Waal, Bartholini, Conring, Schlegel, de Back, Reviere und Pecquet.

Man warf Harvey Unkenntnis der Schriften Galens vor und vertrat die Ansicht, dass die Galensche Lehre alle Lebensvorgänge ausreichend erkläre.

Primrose führte auch aus, dass Galen nie behauptet hätte, die Arterien wären völlig blutleer, sondern sie enthielten Blut mit belebendem luftigen Geist. Die Scheidewand des Herzens sei tatsächlich durchlöchert wie man es oft bei Leichen gefunden hätte. Andererseits seien aber postmortale Veränderungen und Verklebungen sehr häufig, daher könne man nicht immer von den toten auf den lebenden Zustand schließen. Vor allem weist Primrose aber auf den Mangel aller Klappen im Pfortadersystem hin.

Der Pariser Dekan Ridon äußerte 1640 lapidar:

„Falls irgendwelche Obduktionen oder Beobachtungen von jenen Galens abweichen, bedeutet dies nicht, dass sich Galen geirrt habe, sondern dass die Natur und Anatomie sich in den Jahrhunderten verändert haben."

Immerhin gab er damit die Veränderungen zu.

So vertrat z.B. **James Primrose** (1600(?) – 1659) die Ansicht, dass *„das Herz nicht erkrankt, es sei denn tödlich."* In seiner Gegenschrift gegen Harvey *„Exercitationes et animadversiones in librum Guilelmi Harveii"* führte er aus, dass wenn nun das Blut äußerst schnell, sogar öfters im Tag durch jede Höhle des Herzens geschickt werde, es unmöglich wäre, dass sich Krankheiten entwickeln, die langsam verlaufen. Es würde sofort das Herz vergiftet (9, S. 9).

Es war die Ansicht Galens, dass das Herz als Sitz des Lebens – und damit auch der Heilungskräfte – nicht Sitz einer Krankheit sein könne.

Auch entstanden nach Primrose Schulter- und Kopfschmerzen bei der Lues nicht durch Verschleppung des Infektionsgiftes auf dem Blutwege, sondern durch „Sympathie", ein Begriff aus den hippokratischen Schriften, der nicht erklärliche Zusammenhänge beschreibt.

Der schärfste Gegner der Harveyschen Kreislauftheorie war **Jean Riolan der Jüngere** (1580-1657). Er war Leibarzt der französischen Könige und seit 1613 Professor für Anatomie in Paris und damit einer der angesehensten Ärzte seiner Zeit. Als Anatom verfolgte er die von Vesal eingeschlagene deskriptive Richtung. Nach seiner Ansicht fließt das Blut aus der Hohlvene in die rechte Herzkammer und Spiritus aus den Lungenvenen in die linke Herzkammer und durch das perforierte Septum in die rechte Herzkammer, wobei die Mischung von Spiritus und Blut in der linken Herzkammer erfolgt. Das Blut aus der absteigenden Aorta fließt in die linke Herzkammer, das der aufsteigenden Aorta in die Extremitäten, wobei das spirituöse Blut, da es leichter ist, nach oben strebt. Von der rechten Herzkammer sickert das Blut tropfenweise durch die Scheidewand in die linke Herzkammer. Von den Arterien fließt das Blut über Anastomosen (Verbindungen) in die Venen. Vom Kreislauf ausgenommen sind das Blut der Lungen und der Pfortader. Es beteiligen sich am Kreislauf demnach nur die Hohlvenen und die Aorta. In den Lungen wird verunreinigtes Blut entschlackt.

Riolan wandte ein, dass Ergebnisse von Tierversuchen nicht auf den Menschen übertragen werden können und dass zur Ernährung der Organe nur wenig Blut notwendig ist. Er konnte den Sinn des dauernden und voluminösen Durchflusses von Blut durch die Organe nicht einsehen. Das durch die Porosität übertretende Blut von der rechten zur linken Herzkammer schien ihm ausreichend. Der Übertritt durch die derbe Scheidewand schien ihm möglich, wenn man vergleicht, dass durch die kompakte Niere dauernd Blut in Form von Urin übertritt.

Auch sah er eine Erschwernis der Atmung durch den großen Blutumlauf in der Lunge und auch die Gefahr von Blutverlusten bei geringsten Verletzungen der Gefäßwand.

Er vermisste die Kongruenz zwischen der Atmung und der Herzbewegung und stellte auch fest, dass bei der Sektion und Stichverletzungen der Lunge nur wenig Blut austritt.

Er argwöhnte, dass die schnelle Blutströmung zu einer starken Erwärmung und Absonderung von Flüssigkeit führen müsste. Bei einem schnellen Blutumlauf hielt er Stauungen in den Organen für unmöglich und konnte sich nicht vorstellen, wie sich dabei Menstruationsblut über viele Tage bis zur Regelblutung ansammeln konnte und sich Milch in den Brustdrüsen bei der kurzen Verweildauer absondern könne.

Auch zog er in Zweifel, wie bei dem schnellen Blutfluss Hämorrhoidalblutungen auftreten und ein Aderlass sinnvoll wäre. Der rasche Blutumlauf müsste auch dazu führen, dass sich Giftstoffe sofort im ganzen Körper verteilen und sich Manifestationen in einzelnen Organen bilden.

Der rasche Blutumlauf müsste auch mit einem erheblichen Energieverbrauch einhergehen. Außerdem müssten bei dem starken Blutfluss Aneurysmen sofort platzen.

Harveys Antwort auf Riolans Kritik konnte nicht befriedigen. Dazu hätte er die neue Ernährungs- und Atmungsphysiologie kennen oder entwickeln müssen. So war es Harvey in der Tat nicht möglich, den Sinn des dauernden und umfangreichen Blutumflusses zu erklären. Er ging von dem damals mechanistischen Weltbild aus, das eine Reduktion auf physikalische Vorgänge darstellt. Für Harvey ist das Herz nur eine Pumpe und die Gefäße ein Kanalsystem. Er konnte somit auch nur Krankheitsbilder erkennen, die mechanisch-physikalisch erklärbar waren. Varizen, Hämorrhoiden und Tumore, Schmerzen, Phlegmone, Sarkome, Erstickungsanfälle, Asthma, Apoplexien, Stupor waren Störungen des Blutkreislaufs. Über die zugrunde gelegte fehlerhafte Funktion äußerte sich Harvey nicht. Vorstellungen über krankhafte Veränderungen bewegten sich bei ihm nur in einer iatrophysikalischen Begriffswelt.

Richtig erkennen konnte Harvey deshalb nur Krankheitsbilder, die dieser iatrophysikalischen Begriffswelt entstammen wie z.B. die Stauung vor dem rechten oder linken Herzen. Die Patienten sterben dann, wenn der Lebensgeist in den Kammern durch Überdruck nicht mehr existieren könne. Mit der Erklärung durch den Lebensgeist blieb Harvey scholastischen Vorstellungen verhaftet.

Wenn Harvey schon durch seine früheren Schriften, teils wegen seines schlechten Lateins, aber auch wegen seines oft schwer verständlichen Stils, Unleserlichkeit seiner Schriften und anderer Benennungen auf Schwierigkeiten stieß, änderte sich dies auch nicht allzu sehr nach der Veröffentlichung seines „unsterblichen" Büchleins im Jahr 1628 bei Fitzer in Frankfurt a.M. Die Neider, Verleumder und Böswilligen nahmen nicht ab. Man nannte ihn „Circulator", was in der damaligen Zeit gleichbedeutend war mit Quacksalber (abgeleitet von den umherziehenden Hausierern). Man nannte ihn auch einen „Zergliederer von Insekten, Fröschen und anderen Reptilien", um ihn dadurch lächerlich zu machen, was in der Tat dazu führte, dass er in seiner Praxis einen Teil seiner Patienten verlor.

Andererseits fand er am Hofe und bei König Jakob I, der ihm Tierexperimente in seinem Wildpark ermöglichte, Aufmerksamkeit.

Der Streit zwischen den Zirkulatoren und den Anhängern Galens nahm solche Ausmaße an, dass schließlich König Ludwig XIV 1673 befahl, dass an der Pariser Medizinischen Fakultät die Harveysche Kreislauftheorie zu lehren sei.

Der Streit um den Blutkreislauf hat auch in der Literatur seinen Niederschlag gefunden, so in Molière's „Der eingebildete Kranke". Um Geld zu sparen, möchte der eingebildete Kranke einen Arzt zum Schwiegersohn – eine immer wieder und auch heute aktuelle Maßnahme zur individuellen Kostendämpfung im Gesundheitswesen. So lässt Molière den Kandidaten folgendermaßen beschreiben: *„Doch was mir am meisten an ihm gefällt, ist, dass er niemals etwas von den Meinungen und Erfahrungen der vorgeblichen Entdeckungen unseres Jahrhunderts verstehen oder auch nur hören wollte wie z.B. von der Lehre des Blutkreislaufs und anderen Irrlehren derselben Provenienz."*

Das ist natürlich zynisch zu verstehen, wie auch Molière sonst keine gute Meinung von der Medizin und den Ärzten hatte, wenn er schreibt: *„Der beste Beweis für Gesundheit ist, wenn alle Arzneien dem Körper nichts anhaben können."* Oder *„Je mehr sich der Arzt um den Kranken kümmert, desto früher findet er (der Kranke) sich in einer anderen Welt wieder."* oder *„Fast alle Menschen sterben an ihren Heilmitteln und nicht etwa an Krankheiten."*

Der Hintergrund des Streites war der Wandel von der deduktivistischen zur induktivistischen Sicht.

Bei der deduktivistischen Denkweise stand die Theorie im Vordergrund und man versuchte durch Überlegungen diese Theorie zu stützen. So wurden Details als Erklärung für die Theorie zugeordnet. Das birgt die Gefahr, dass nur die passenden Details wahrgenommen werden.

Bei der induktivistischen Denkweise ging man von einzelnen Details aus, um dann erst daraus eine Theorie zu entwickeln.

Besonders befruchtet wurde die induktivistische Denkweise durch das Experiment, da durch das reproduzierbare Wissen unwiderlegbare Details zu einer gültigen Theorie führten.

Harvey schuf durch seine Experimente bei sorgfältiger Beobachtung solch gesichertes Einzelwissen, sodass daraus eine gesicherte Theorie entstand. Da jedoch sein Detail-Wissen nicht vollständig war, war seine Theorie des Blutkreislaufs nicht sicher. So fehlte Harvey ein entscheidendes Detail, nämlich der Nachweis des direkten Übertritts von Blut aus den Arterien in die Venen. Widerstände gegen seine Theorie des Blutkreislaufs waren zu seiner Zeit verständlich, denn Harvey konnte weder den geschlossenen Blutkreislauf beweisen, noch erklären, wozu das Ausmaß der ständigen Blutzirkulation dienen sollte.

Die fehlenden Einzelkenntnisse zum Beweis der Blutkreislauftheorie entstanden erst in der Folgezeit.

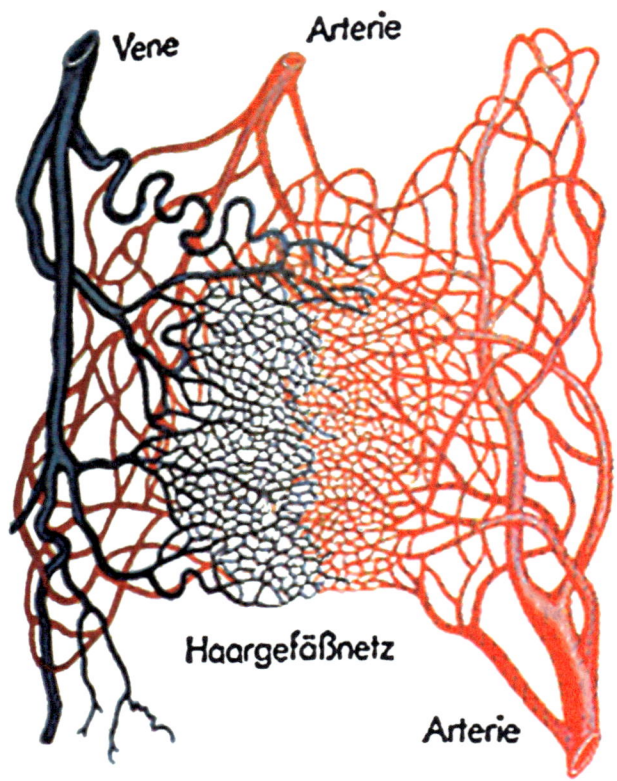

Abb. 21: Kapillarnetz im Körpergewebe

(aus: Brockhaus Enzyklopädie, Verlag F.A. Brockhaus, Mannheim, 19. Aufl. 1989, Bd. 9)

Diese „Irrtümer" Harveys wurden größtenteils bereits bis zum 18. Jahrhundert korrigiert. So wies **Marcello Malpighi** (1628-1694) 1661 den Übertritt des Blutes von den Arterien zu den Venen über die Kapillaren in der Lunge des Frosches nach (Abb. 21), wozu allerdings erst die Erfindung des Mikroskops durch **Anton van Leeuwenhoek** (1632-1723) erforderlich war, der selbst in einer Schwanzflosse die zarten Blutgefäße (Kapillaren) entdeckte, die das Blut von den Arterien zu den Venen leiten. **Niels Stensen** (1638-1682) erkannte, dass das Herz nicht der Sitz der Wärme ist, sondern nur ein Muskel. Auch **Richard Lower** (1631-1691) fand im Herzen keine höhere Temperatur, keine Aufwallung des Blutes und keine Entstehung des Spiritus vitalis. **Thomas Bartholinus** und **Olaf Rudbeck** nahmen 1653 nicht mehr an, dass die Leber das Blut bildet. **Giovanni Alfonso Barelli**

(1608-1679) erkannte die Windkesselfunktion der Aorta und **Caspar Bartholinus** (1655-1738) bereits die Blutverteilung in Organkreisläufen. **Stephen Hales** (1677-1761) maß den Blutdruck am Pferd und **Albrecht von Haller** (1708-1777) stellte bereits eine vollständige Anatomie und Physiologie des Herzens dar.

Im 19. und 20. Jahrhundert lernte man die genauere Anatomie und Physiologie des Herzens kennen, wie die exakte Funktion der Herzklappen, die Form und Anordnung der Herzmuskulatur, das Reizleitungssystem des Herzens und die Anatomie der Herzkranzgefäße zur Ernährung des Herzens, sowie die Druckabläufe und die Volumenänderungen im Herzen mit Berechnung des Wirkungsgrades, wenn auch noch Unklarheiten bestanden wie z.B. bei der Kreislaufregulation.

3. Vergleichende historische Betrachtungen über die Anatomie und Physiologie des Herzens und des Kreislaufs (5)

3.1 Die Rolle des Herzens

Vesalius suchte vergeblich die Poren in der Herzscheidewand, hing aber noch ganz der Ansicht Galens an, wenn „er die Größe Gottes bewundert, dass er den Übertritt von Blut von der rechten zur linken Herzkammer zulässt."

Riolan ging auch noch vom Übertritt von Blut von der rechten zur linken Herzkammer aus und verglich mit der Niere, bei der ja trotz des kompakten Gewebes Flüssigkeit übertreten kann (Blut / Urin).

Erst Colombo und Caesalpino leugnen die Möglichkeit des Übertritts von Blut durch die Scheidewand und kommen auf die Idee, dass das Blut leichter über die Lunge von einer in die andere Kammer gelangt.

Harvey leugnet auch die Poren in der Herzscheidewand, mutet aber seinen Zeitgenossen solche in der Körperperipherie zu.

Jan de Wale (1641) und Richard Lower (1669) teilen die Ansicht Harveys, Thomas Bartholinus vertritt jedoch 1651 die Ansicht, dass die Poren im Septum am toten Herzen nicht mehr nachweisbar sind.

Descartes nahm noch 1637 an, dass der Auswurf des Blutes in der Diastole erfolgt, wenn das Blut in die Kammern einströmt, aufgeheizt, verdünnt und dadurch in die Arterien ausgeworfen wird.

Harvey lehnte diese Theorie ab und erkannte, dass das durch die Vorhöfe in die Kammer gedrückte Blut in der Systole ausgeworfen wird und wurde in dieser Ansicht von de Wale (1641/42) bestätigt. Nach Lower (1669) bewegt nicht das Blut das Herz, sondern das Herz bewegt das Blut und nicht der Calor innatus (eingepflanzte Wärme) bewegt das Blut.

Berechnungen über die Volumina stellte nicht nur Harvey (1628) an, wonach etwa 15 bis 30 ml Blut befördert werden, sondern auch Bartholinus (1651) ging schon davon aus, dass die kreisende Blutmenge (15 Pfund) alle ¼ std. durch das Herz fließt. Lower (1669) nahm an, dass die Blutmenge im Tag etwa 6mal das Herz passiert und Borelli (1680) berechnete ein Schlagvolumen von 90 ml, das alle 3 Minuten durch das Herz fließt.

Aristoteles, Galen und Harvey nahmen an, dass die Körperwärme im Herzen entsteht und von dort aus der gesamte Körper belebt wird. Der Calor innatus (flammenloses Feuer) erwärmt das aus der Leber kommende Blut und erzeugt den Spiritus vitalis.

Realdo Colombo (1559) verspürte die Wärme und Hitze an seinem Finger, als er ihn in die rechte Herzkammer eines Tieres einführte.

Jedoch de Wale (1641) zweifelte an der Wärmebildung des Herzens und Jacob Back (1648) und Stensen (1664) glaubten nicht mehr an den Calor innatus und Borelli (1680) konnte mit dem Thermometer nachweisen, dass die Temperatur im Herzen erhöht war.

Während man noch in der Antike das Herz als Sitz der Seele ansah oder zumindest den Ursprung für den Spiritus vitalis, bemerkte aber schon Galen Faserzüge des Herzens.

Harvey beschrieb kreisförmige Faserzüge, Bartholinum beschrieb ein Verhalten des Herzens wie ein Muskel und Steno und Lower gingen davon aus, dass es sich beim Herzen um einen Muskel handelt, der nach Stensen mit dem Skelettmuskel übereinstimmt.

Während die Antike noch annahm, dass der Puls eine Saugkraft entwickelt, konnte Harvey dies widerlegen.

Borelli (1680) erkannte schon die Gefäßelastizität, die auch einen Blutfluß nach der Kammerkontraktion (Systole) ermöglicht und Hales (1748) fand bereits heraus, dass in den Kapillaren eine kontinuierliche Strömung besteht.

3.2 Die Rolle der Leber

Galen ging davon aus, dass aus dem Mageninhalt (Chylus), der der Leber zufließt, die Leber Blut roher Beschaffenheit bildet.

Harvey (1628) fiel jedoch auf, dass die Leber nicht in der Lage wäre, die große Blutmenge ständig zu bilden und Bartholinus (1671) ging nicht mehr davon aus, dass das Blut in der Leber gebildet wird.

3.3 Die Rolle der Lungen

Aristoteles und Galen nahmen an, dass die Funktion der Lunge darin besteht, das Herz zu kühlen und rußige Rückstände auszuscheiden (Fuligines). Colombo (1559) glaubte, dass in den Lungen der Spiritus vitalis gebildet wird.

Harvey (1628) ließ die Frage nach der Funktion der Lunge offen, hielt jedoch die Abkühlungstheorie nicht für unmöglich (1671).

Erst Borelli (1680) leugnet die Abkühlungstheorie und nahm an, dass die Lunge Feuchtigkeit aufnimmt und dadurch eine belebende Wirkung („motu tremula") auf den Körper ausübt.

Lower (1669) ging von einer Erneuerung des Blutes durch die Lungen aus und John Mayow (1669 und 1674) stellte fest, dass Leben nur durch Atmung möglich ist.

4. Heutige Vorstellungen über die Anatomie und Physiologie des Herzens und Kreislaufs (3, 7)

Das Herz hat vier Kammern, den rechten und linken Vorhof, sowie die rechte und linke Herzkammer. Das Fassungsvermögen der vier Herzhöhlen ist gleich groß. Während die Wände der Vorhöfe glatt sind, weist die Innenseite der Ventrikel zahlreiche Vorsprünge durch Sehnenfäden und Muskeln auf, an denen Sehnenfäden zu den Segelklappen ansetzen. Während die Ein- und Ausflussbahn in der rechten Herzkammer nahezu einen rechten Winkel bilden, stehen die Ein- und Ausflussbahnebenen spitzwinklig aufeinander.

Zwischen dem rechten Vorhof und der rechten Herzkammer befindet sich die dreizipflige Trikuspidalklappe, zwischen linkem Vorhof und linker Herzkammer die zweizipflige Mitralklappe (Abb. 22).

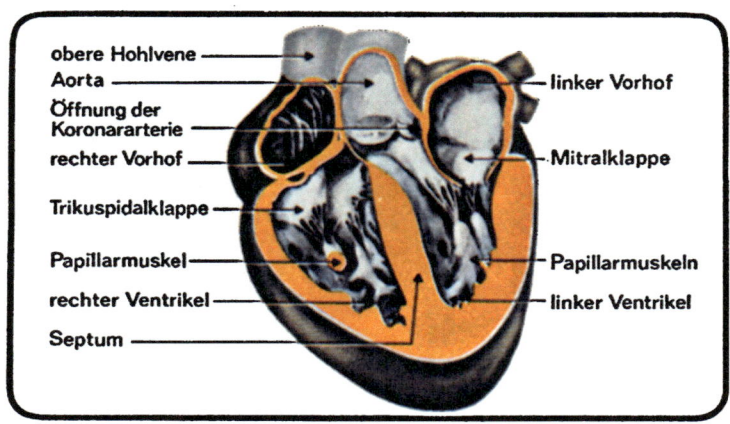

Abb. 22: Längsschnitt durch das Herz

(aus: W. Bleifeld, C. Kramer, K. Meyer-Hartwig (Hrsg.): Klinische Physiologie, Lehrtexte für Medizin & Technik, Verlag Gerhard Witzstrock, Baden-Baden, Köln, New York, 1978)

Zwischen rechter Herzkammer und Lungenschlagader (Pulmonalarterie) findet sich die Pulmonalklappe und zwischen linker Herzkammer und Hauptkörperschlagader (Aorta) die Aortenklappe.

Während es sich bei der Pulmonal- und Aortenklappe um einfache Taschenklappen handelt, die sich durch Füllung mit Blut bei Rückfluß passiv verschließen, handelt es sich bei der Trikuspidal- und Mitralklappe um komplizierte Gebilde, die ein System bilden aus Klappensegeln, Sehnenfäden und Papillarmuskeln, die verhindern, dass bei der Verkleinerung der Herzkammern in Systole die Klappensegel nicht vorhofwärts durchschlagen.

Durch die Funktion der Herzklappen fließt das Blut vom rechten Vorhof in die rechte Herzkammer, von dort durch die Lungengefäße in den linken Vorhof, in die linke Herzkammer und schließlich durch die Aorta.

Während somit während der Systole (Kontraktion der Herzkammern) die Pulmonal- und Aortenklappe geöffnet und die Trikuspidal- und Mitralklappe geschlossen sind, öffnen sich während der Diastole (Erschlaffung der Herzkammern) die Trikuspidal- und Mitralklappe und die Pulmonal- und Aortenklappe schließen sich (Abb. 23, Abb. 24).

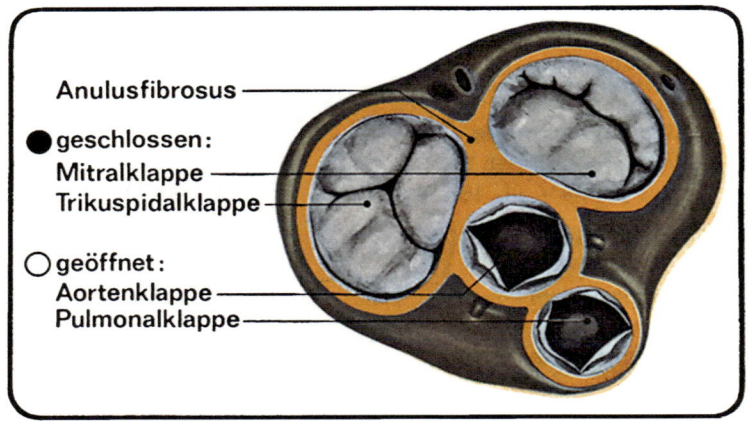

Abb. 23: Klappen während der Systole

(aus: W. Bleifeld, C. Kramer, K. Meyer-Hartwig (Hrsg.): Klinische Physiologie, Lehrtexte für Medizin & Technik, Verlag Gerhard Witzstrock, Baden-Baden, Köln, New York, 1978)

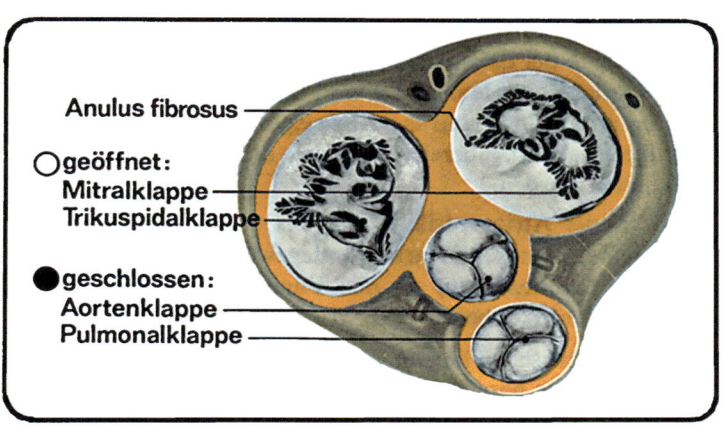

Abb. 24: Klappen während der Diastole

(aus: W. Bleifeld, C. Kramer, K. Meyer-Hartwig (Hrsg.): Klinische Physiologie, Lehrtexte für Medizin & Technik, Verlag Gerhard Witzstrock, Baden-Baden, Köln, New York, 1978)

Während der linke Ventrikel sehr fleischig und kompakt konzentrisch geformt ist, legt sich der rechte Ventrikel gleichsam sichelförmig an den linken Ventrikel an. Das ist dadurch bedingt, dass im linken Ventrikel die Ringmuskulatur besonders ausgebildet ist, im rechten Ventrikel aber die Längsmuskulatur überwiegt (Abb. 25, Abb. 26, Abb. 27).

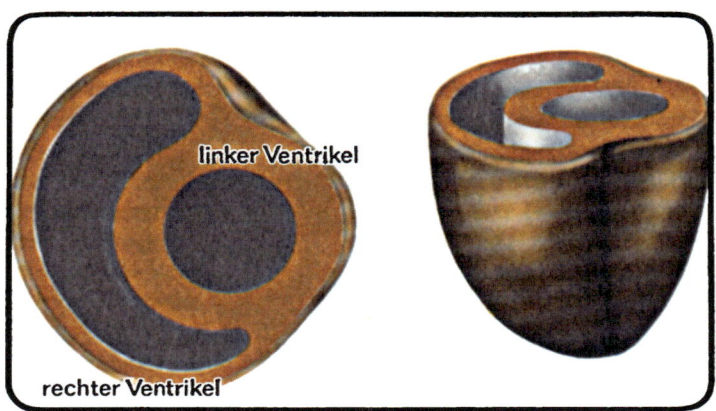

Abb. 25: Querschnitt unterhalb der Klappenebene zur Darstellung der Herzmuskulatur

(aus: W. Bleifeld, C.Kramer, K.Meyer-Hartwig (Hrsg.): Klinische Physiologie, Lehrtexte für Medizin & Technik, Verlag Gerhard Witzstrock, Baden-Baden, Köln, New York, 1978)

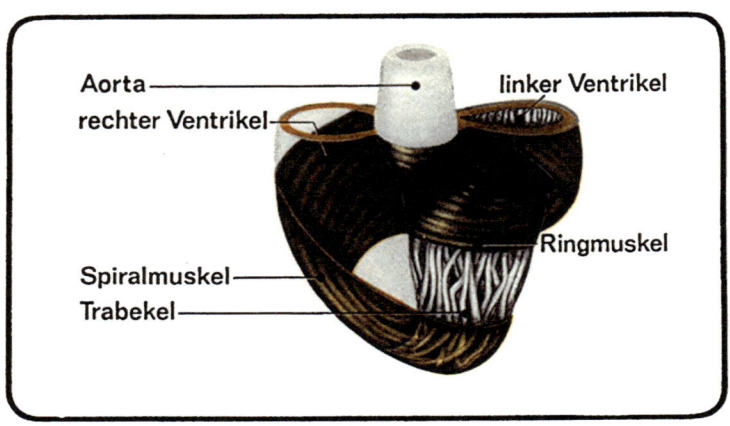

Abb. 26: Muskulärer Aufbau der Ventrikel, innere Schichten

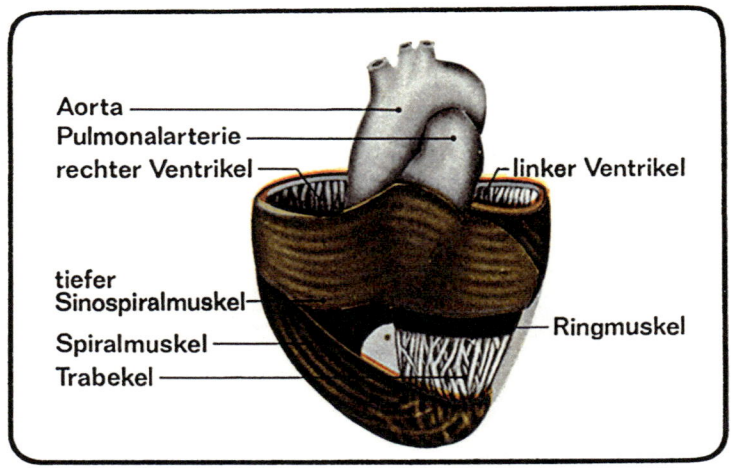

Abb. 27: Muskulärer Aufbau der Ventrikel, äußere Schichten

(aus: W. Bleifeld, C. Kramer, K. Meyer-Hartwig (Hrsg.): Klinische Physiologie, Lehrtexte für Medizin & Technik, Verlag Gerhard Witzstrock, Baden-Baden, Köln, New York, 1978)

Die elektrische Erregung geht von einer speziellen Herzmuskulatur aus, die sich als Sinusknoten (Schrittmacher) am medialen Dach des rechten Vorhofs befindet. Von dort läuft die Erregung über mehrere Bahnen des rechten und linken Vorhofs zum AV-Knoten, der sich zwischen Vorhof (Atrium) und Herzkammer (Ventrikel) befindet. Die Erregung wird von dort erst durch ein gemeinsames Hissches Bündel in die Kammer geleitet, wo dann eine Aufteilung in einen Tawaraschenkel in der rechten Herzkammer und zwei Tawaraschenkel (vorderes und hinteres Bündel) in der linken Herzkammer und dann in die Purkinjefasern aufgeteilt, so dass sich die elektrische Erregung über das ganze Herz ausbreiten kann (Abb. 28). Die elektrische Erregung kann man im Elektrokardiogramm von der Oberfläche des Körpers ableiten (Abb. 28).

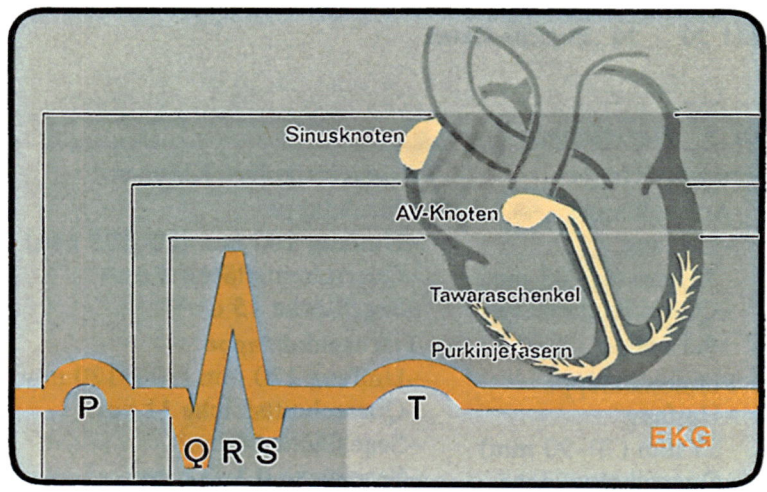

Abb. 28: *Reizleitungssystem und EKG des Herzens*

(aus: W. Bleifeld, C. Kramer, K. Meyer-Hartwig (Hrsg.): Klinische Physiologie, Lehrtexte für Medizin & Technik, Verlag Gerhard Witzstrock, Baden-Baden, Köln, New York, 1978)

Die Blutversorgung des Herzens (Abb. 29, 30) erfolgt über die Herzkranzgefäße (Koronarien), die an der Wurzel der Aorta entspringen. Man unterscheidet eine rechte und linke Koronarie, wobei die rechte Kranzarterie bevorzugt die rechte Herzkammer und die Rückseite des linken Ventrikels, die linke Kranzarterie mit zwei kräftigen Ästen die vordere und seitliche Wand des linken Ventrikels versorgen. Bei Verengung und Verschluss einer Herzkranzarterie kommt es zu Angina pectoris bzw. zum Herzinfarkt.

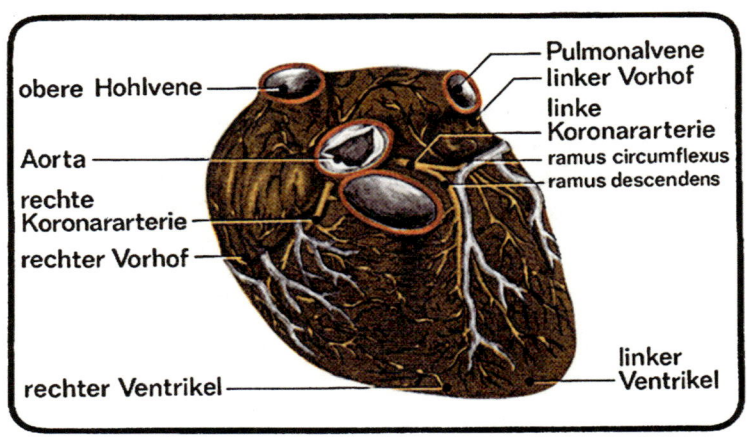

Abb. 29: Blutversorgung des Herzens (Vorderseite)

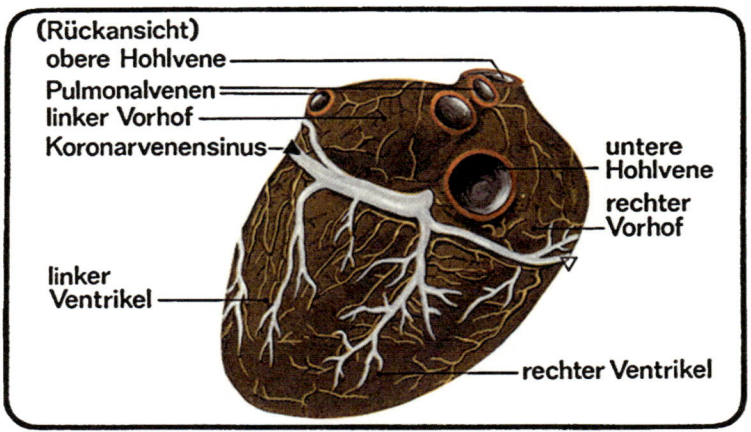

Abb. 30: Blutversorgung des Herzens (Rückseite)

(aus: W. Bleifeld, C. Kramer, K. Meyer-Hartwig (Hrsg.): Klinische Physiologie, Lehrtexte für Medizin & Technik, Verlag Gerhard Witzstrock, Baden-Baden, Köln, New York, 1978)

Die maximalen Drücke sind in der linken Herzkammer mit etwa 100 mmHg etwa 3mal so hoch wie in der rechten Herzkammer mit 30 mmHg (Abb. 31).

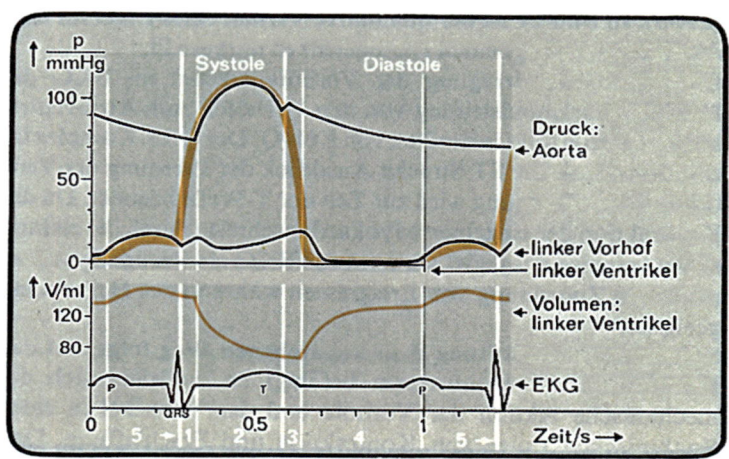

Abb. 31a: Drücke und Volumina der linken Herzseite

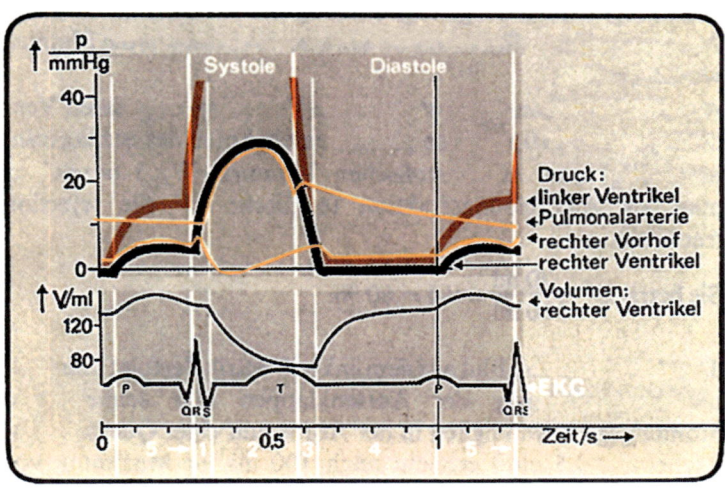

Abb. 31b Drücke und Volumina der rechten Herzseite

(aus: W. Bleifeld, C .Kramer, K. Meyer-Hartwig (Hrsg.): Klinische Physiologie, Lehrtexte für Medizin & Technik, Verlag Gerhard Witzstrock, Baden-Baden, Köln, New York, 1978)

Wird der diastolische Druck in der Aorta mit etwa 80 mmHg vom linken Ventrikel in der Systole überschritten, öffnet sich die Aortenklappe, um sich wieder zu schließen, wenn der Druck in der linken Herzkammer (Diastole) unter etwa 80 mmHg absinkt. Unterschreitet der Druck im linken Ventrikel (Diastole) den Druck in der linken Vorkammer bei etwa 10 mmHg, öffnet sich die Mitralklappe bzw. sie schließt sich, wenn der Druck im linken Ventrikel bei Systole höher als im linken Vorhof wird.

Die Pulmonalklappe öffnet bzw. schließt sich, wenn der Druck im rechten Ventrikel überschritten bzw. unterschritten wird. Bei Unter- bzw. Überschreiten des Druckes im rechten Ventrikel gegenüber dem Druck im rechten Vorhof, kommt es zur Öffnung bzw. Schließung der Trikuspidalklappe.

Aus dem Sauerstoffverbrauch des Herzens lässt sich der Wirkungsgrad berechnen, der etwa bei 15% liegt, wobei die meiste Energie in Wärme übergeht (Abb. 32).

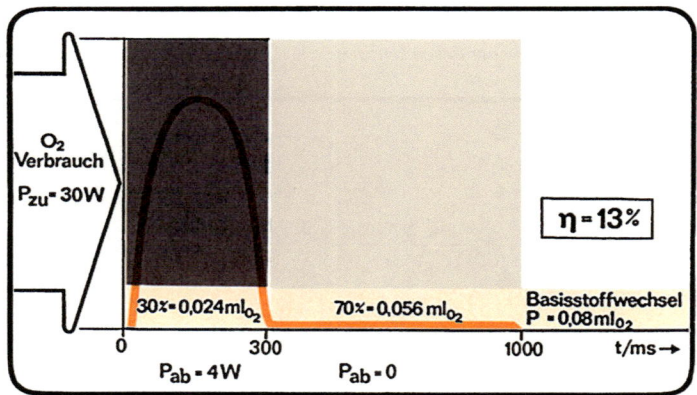

Abb. 32: Berechnung des Wirkungsgrades des Herzens

(aus: W. Bleifeld, C. Kramer, K. Meyer-Hartwig (Hrsg.): Klinische Physiologie, Lehrtexte für Medizin & Technik, Verlag Gerhard Witzstrock, Baden-Baden, Köln, New York, 1978)

Das Gefäßsystem beginnt mit der Hauptkörperschlagader (Aorta), die aus dem linken Ventrikel entspringt und sich aufteilend mit großen und kleinen Arterien, Arteriolen und Kapillaren den gesamten Körper versorgt. Das Blut sammelt sich dann wieder in den Venolen, um über die kleinen und großen Venen durch die obere und untere Hohlvene dem rechten Herzen zuzufließen. Über die Lungenarterie und dann die Lungenvenen (Lungenkreislauf) fließt das Blut in das linke Herz und von dort aus wieder über die Aorta in den Körperkreislauf (Abb. 33, Abb. 34).

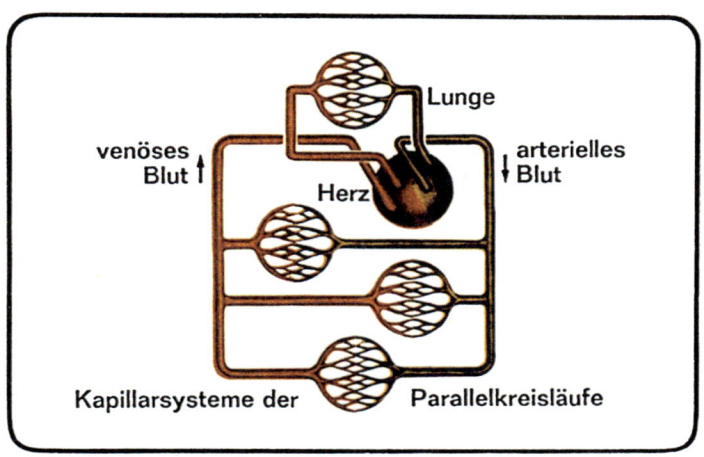

Abb. 33: Herz und Kreislauf

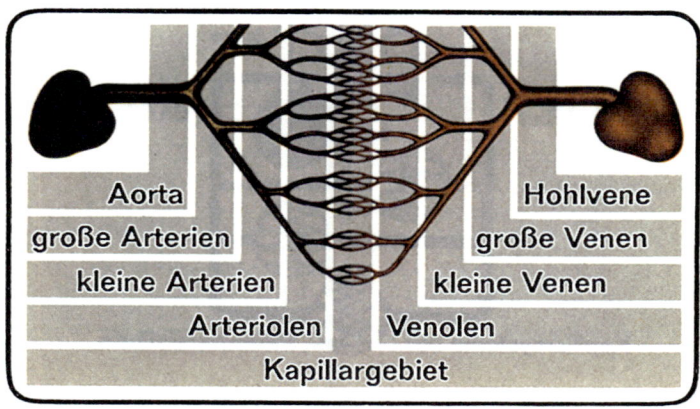

Abb. 34: Verzweigung des Gefäßsystems

(aus: W. Bleifeld, C.Kramer, K. Meyer-Hartwig (Hrsg.): Klinische Physiologie, Lehrtexte für Medizin & Technik, Verlag Gerhard Witzstrock, Baden-Baden, Köln, New York, 1978)

Der Durchmesser der Gefäße nimmt von der Aorta bis zu den Kapillaren deutlich ab, um dann bis zu den Hohlvenen wieder zuzunehmen. Umgekehrt verhält es sich mit der Zahl der Gefäße, die zur Peripherie zu- und zum Herzen hin wieder abnehmen. Entsprechend nimmt die Blutfließgeschwindigkeit von der Aorta bis hin zu den Kapillaren ab und nimmt zu den Hohlvenen wieder zu (Abb. 35, Abb. 36, Abb. 37).

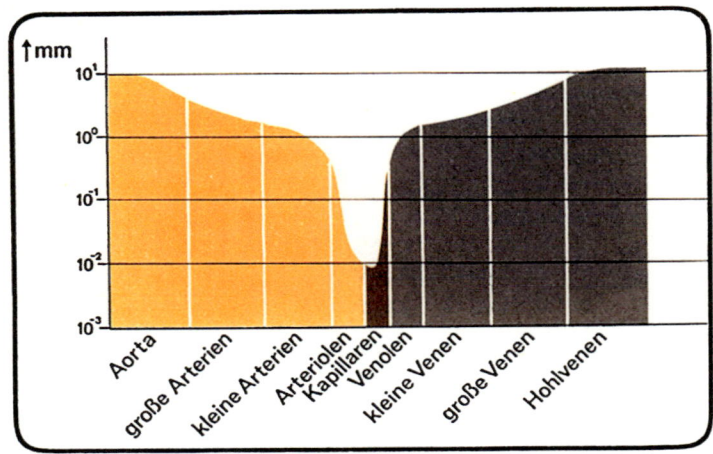

Abb. 35: Durchmesser der Gefäße

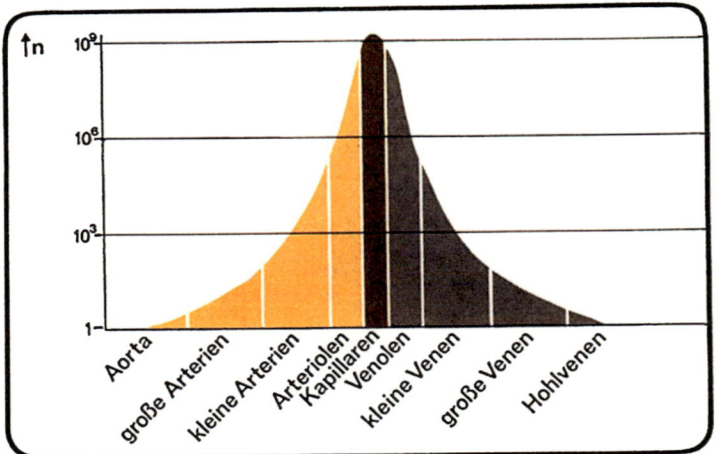

Abb. 36: Anzahl der Gefäße

(aus: W. Bleifeld, C. Kramer, K. Meyer-Hartwig (Hrsg.): Klinische Physiologie, Lehrtexte für Medizin & Technik, Verlag Gerhard Witzstrock, Baden-Baden, Köln, New York, 1978)

Der Blutfluß ist in der Aorta bis zu den Kapillaren und in der Lungenarterie pulsierend, während er in den Kapillaren, Venolen, kleinen und großen Venen sowie auch in den Lungenvenen kontinuierlich ist (Abb. 37). Durch die kontinuierliche Strömung wird der Stoffaustausch in der Peripherie des Körpers und in der Lunge begünstigt.

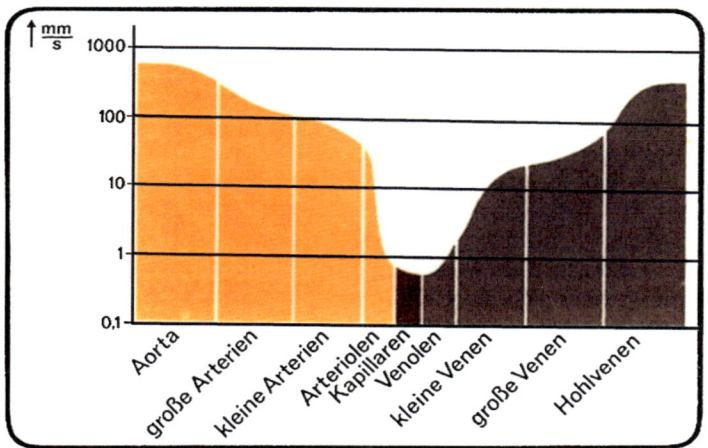

Abb. 37: Blutgeschwindigkeit in den Gefäßen

(aus: W. Bleifeld, C. Kramer, K. Meyer-Hartwig (Hrsg.): Klinische Physiologie, Lehrtexte für Medizin & Technik, Verlag Gerhard Witzstrock, Baden-Baden, Köln, New York, 1978)

Das Blut verteilt sich zu etwa 25% im kleinen oder Lungenkreislauf und zu etwa 60% im großen oder Körperkreislauf. Im Herzen, in der Leber und in der Milz finden sich etwa 15% des Blutes (Abb. 38, Abb. 39, Tab. 1).

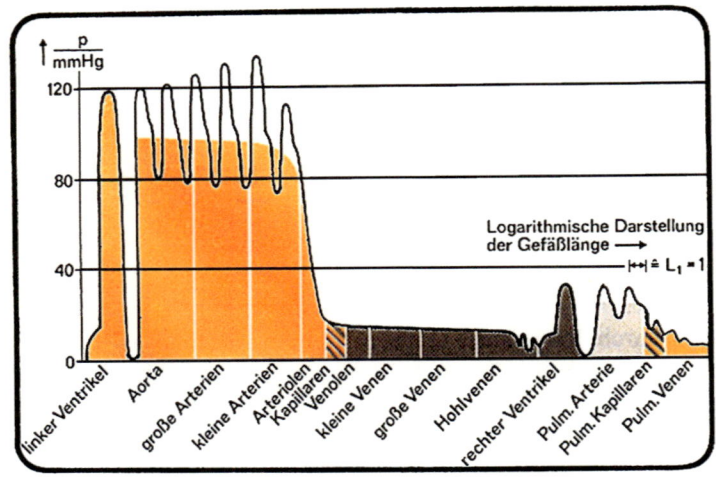

Abb. 38: Blutdruck und Pulsverhalten im Körper- und Lungenkreislauf

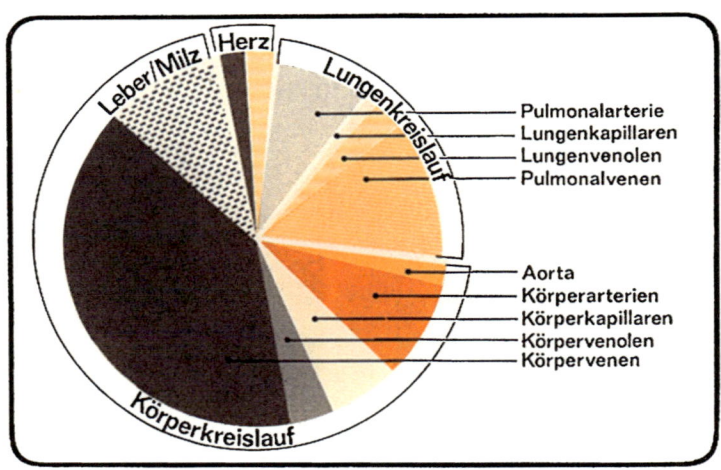

Abb. 39: Aufteilung des Blutes im Gefäßsystem

(aus: W. Bleifeld, C. Kramer, K. Meyer-Hartwig (Hrsg.): Klinische Physiologie, Lehrtexte für Medizin & Technik, Verlag Gerhard Witzstrock, Baden-Baden, Köln, New York, 1978)

	Volumen/cm³	Volumen/Gesamtvolumen/%
Lungenkreislauf:		
Pulmonalarterien	400	7,7
Lungenkapillaren	60	1,2
Venolen	140	2,7
Pulmonalvenen	700	13,5
Körperkreislauf:		
Aorta	100	1,9
Körperarterien	450	8,7
Kapillaren	300	5,8
Venolen	200	3,8
Körpervenen	1.050	39,4
Herz	250	4,8
Leber und Milz	550	10,6
Summe	5.200	100,0

Tab. 1: Aufteilung des Blutes im Gefäßsystem

Die Gefäßwand einer Arterie besteht aus mehreren Schichten (Abb. 40).

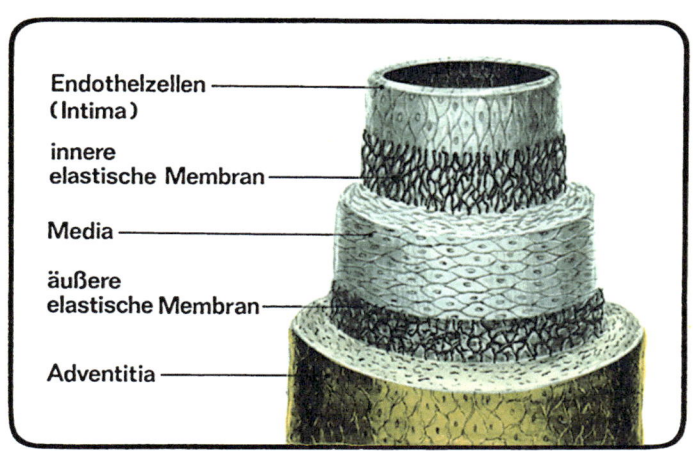

Abb. 40: Wandschichten einer Arterie

(aus: W. Bleifeld, C. Kramer, K. Meyer-Hartwig (Hrsg.): Klinische Physiologie, Lehrtexte für Medizin & Technik, Verlag Gerhard Witzstrock, Baden-Baden, Köln, New York, 1978)

Die innerste Schicht (Intima) besteht aus einer einzelligen Endothelzellschicht, in der verschiedene Hormone zur Eng- und Weitstellung der Gefäße gebildet werden.

Die nächste Schicht ist eine innere elastische Membran, die der Gefäßveränderung einen elastischen Widerstand entgegensetzt. Die nächste Schicht nach außen ist eine Schicht (Media), die aus glatten Muskelzellen besteht.

Die nächste äußere elastische Membran kann bei Dehnung des Gefäßes eine Rückstellkraft darstellen.

Die äußerste Schicht, Adventitia, sorgt für die Versorgung der Gefäße mit Blut und Nerven.

In den verschiedenen Gefäßabschnitten sind diese Schichten sehr unterschiedlich ausgeprägt.

So findet sich in der Hauptkörperschlagader (Aorta) überwiegend (48%) elastisches Gewebe und nur zu 21% Muskelgewebe. Muskelgewebe nimmt in großenn und kleinen Arterien 47% zu und der Elastinanteil auf 38% ab. In den Arteriolen ist der Muskelgewebsanteil mit 54% am stärksten und der elastische Anteil mit 21% am geringsten ausgebildet. In den kleinen und großen Venen nimmt der Anteil an Muskelgewebe wieder auf 39% ab und der elastische Anteil auf 28% zu (Abb. 41).

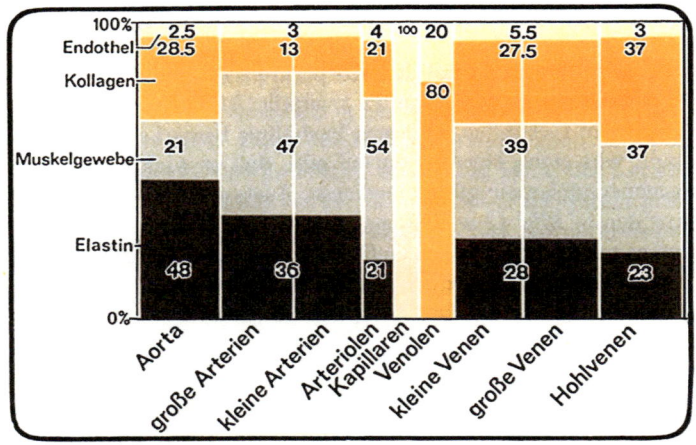

Abb. 41: Verteilung der Gewebe in den verschiedenen Gefäßen

(aus: W. Bleifeld, C. Kramer, K. Meyer-Hartwig (Hrsg.): Klinische Physiologie, Lehrtexte für Medizin & Technik, Verlag Gerhard Witzstrock, Baden-Baden, Köln, New York, 1978)

Somit ist die Aorta am elastischsten und die Arteriolen besitzen die ausgeprägtesten Eigenschaften sich zu kontrahieren.

Bei den übrigen Gefäßen besteht eine Mischung elastischer und kontraktiler Eigenschaften. Diese unterschiedlichen Eigenschaften der Gefäßwände sind die Voraussetzung für eine Kreislaufregulation.

Aufgabe der Kreislaufregulation (Tab. 2, Tab. 3, Tab. 4) ist, eine minimale Blutversorgung aller Organe zu garantieren, eine optimale Einstellung von Herz- und Kreislauffunktion zu ermöglichen (Homöostase) und für eine sinnvolle Blutverteilung der aktiven / ruhenden Organe zu sorgen. Dazu sind mehrere Systeme notwendig, die in erster Linie am Gefäßsystem angreifen, denn hier bewirkt eine Radiusänderung um das 2fache eine Veränderung der Durchblutung um das 16fache.

System	Transmitter	Vasokonstr./ Vasodilatation	Volumen-regulation	Reaktion
ZNS: Modulla oblongata Hypothalamus Kleinhirn Hirnrinde (Kreislauf"zentren")	Pressorezeptoren Dehnungsrezept. Chemorezeptoren (Bainbridge-Reflex) (Bezold-Jarisch-Refl.)	+ / + + / + + / + (+ / -) (- / +)	+ / - + / -	kurzfristig
Vegetatives Nervensystem Sympathikus Parasympathikus	Noradrenalin (α_1-Rezept.) Adrenalin (β_2-Rezeptoren, α_1-Rezeptoren) Acetylcholin, Kallikrein	+ / - / + + / - - / +		kurzfristig
Hormone	Angiotensin II Histamin Bradykinin Adiuretin (Vasopressin) ANP / BNP	+ / - - / + - / + + / - - / +	+ + -	mittel- bis langfristig
Lokalhormone (Autakoide)	Histamin, Bradykinin 5-HT, Leukotrine Thromboxan A2 Prostacyclin I2, PAF	- / + + / - - / +		kurzfristig bis mittelfristig
Endothel	EDRF (=NO) Endothelin-1	- / + + / -		kurz- bis mittelfristig
Lokale Faktoren	ATP: ADP, AMP, Ad. H^+, K^+ bei Hypoxie, pH, CO_2, anorg. Phosphat.	- / + - / +		kurzfristig
Autoregul. (myogene Reak.)	Blutdruck / (Bayliss-Eff.) O_2, CO_2, H+	+ / - - / +		kurzfr. bis mittelfristig
Temperatur	Direkt, über Sympathikus	+ / +		kurzfristig

Tab. 2: Kreislaufregulation

Im zentralen Nervensystem, in den Kreislaufzentren, in der Medulla oblongata, im Hypothalamus, Kleinhirn und in der Hirnrinde finden sich Neurone, die über Presso (Baro)-rezeptoren, Dehnungsrezeptoren und Chemorezeptoren, die im Bereich der Karotis, des Aortenbogens, der Hohlvenen und des Herzens, sowie auch in der Peripherie der Gefäße lokalisiert sind, die Gefäßenge (Vasokonstriktion) und -weite (Vasodilatation) und damit den Kreislauf regeln.

Substanz	Vasokonstriktion	Vasodilatation

ZNS: Pressorezeotoren
    Dehnungsrezeptoren
    Chemorezeptoren
	Niedrige Impulsaktivität	Hohe Impulsaktivität

Vegetatives Nervensystem:
    Sympathikus
 	
    Parasympathikus
    Noradrenalin
 	
    Adrenalin
	
	Haut-, Magen-Darm-Gefäße
	(weniger Gehirn u. Lungenge-
	fäße)
	–
	
	Kleine Arterien, Arteriolen,
	Venolen, kleine Venen
	Hohe Dosen
		
		Nierengefäße
		
		Genitalbereich, Speicheldr.
		„Vascular escape"
		
		Niedrige Dosen
		(Herz- u. Skelettmuskel, Leber)

Hormone: Angiotensin II
    Histamin
    Adiuretin
    ANP / BNP
	Alle Gefäße (Art. > Venen)
	Größere Venen
	Übrige Gefäße (hohe Konzentr.)
	–
		–
		Arteriolen (außer Gehirn)
		Hirn-, Koronargefäße
		Periphere > zentrale Gefäße

Autakoide: Histamin
    5-HT (Serotonin)
    Prostaglandine
    PAF
	Größere Venen
	Geschädigtes Endothel
	F2α, Thromboxan A2
	Lungengefäße
		Arteriolen (außer Gehirn)
		Intaktes Endothel
		E_1, E_2, D_2, (E)
		Übrige Gefäße

Lokale Einflüsse: Adenosin
    K^+-Ionen
    O_2-Mangel
	–
	Höhere Konzentration
	Lungengefäße
		Arteriolen (Herz-Skelettmusk.)
		Mittlere Konzentration
		Arteriolen

Endothel: EDRF	Koronar-, Mesenterialgefäße	–
Autoregul.: Myogene Reaktion	Hohe Drücke	Niedrige Drücke (Niere, nicht-Herzgefäße)

Tab. 3: Kreislaufregulation

Das geschieht über das vegetative Nervensystem, bestehend aus Sympathikus und Vagus, an deren Enden Noradrenalin, Adrenalin und Acetylcholin, sowie Kallikrein freigesetzt wird.

Damit kann kurzfristig auf Änderungen des Kreislaufs reagiert werden. Auch im Blutkreislauf zirkulierende Hormone wie Angiotensin II, Histamin, Bradykinin, Adiuretin und atriale wie zerebrale natriuretische Peptide können längerfristig hinsichtlich des Blutvolumens den Kreislauf regulieren.

Diese zentralen, vegetativen und hormonalen Systeme sind jedoch nur in der Lage, den Kreislauf global und insgesamt zu regulieren, wobei nicht die lokalen oder örtlichen Bedürfnisse berücksichtigt werden.

Organkreislauf	Dominante Steuerungsprozesse
Koronarkreislauf	Metabolische Vasodilatation durch interstitielle Hypoxie, Adenosin? / sympathische Vasokonstriktion
Skelettmuskulatur-Durchblutung	Metabolische Vasodilatation durch K^+, interstitielle Osmolarität, anorg. Phosphat, lokale Hypoxie, Adenosin? bei Arbeit, sympathische Vasokonstriktion u. -dilatation in Ruhe
Hautblutkreislauf	Temperatur Vasodilatation und -konstriktion sympathisch Vasokonstriktion und -dilatation Hypothalamus Sympathikus, Schwitzen
Gehirnkreislauf	Herz-(HMV) und Gefäßsteuerung (periph. Gefäßwiderstand), Autoregulation, metabolische Steuerung (Hyperkapnie: Vasodilatation, Hypokapnie: Vasokonstriktion, Hypoxie: Vasodilatation über NO, K^+, H^+, Adenosin), schwache Innervatuion mit Sympathikus-Nerven (kein Einfluß durch Barorezeptoren)
Lungenkreislauf	Hypoxische Vasokonstriktion (Hyperkapnie → Erweiterung der Luftwege zur Optimierung Perfusion/Ventilations-Verhältnis)
Nierendurchblutung	Autoregulation, RAAS, Prostaglandine, Sympathikus (vascular escape), Hypoxie (Vasodilatation)

Tab. 4: Kreislaufregulation

Dies geschieht durch Autakoide (griechisch: „Selbstheilung"), lokale Faktoren, das Endothel und die sogenannte Autoregulation. Hormone wie Histamin, Bradykinin, Serotonin, Leukotriene, Prostacyclin, PAF, die lokal entstehen und wirken (Autakoide), aber auch Stoffwechselprodukte wie ADP, AMP, Adenosin, H^+- und K^+-Ionen können bei Sauerstoffmangel, Gewebssäuerung, Anreicherung von CO_2 und anorganischem Phosphat die Gefäßweite nach den lokalen Bedürfnissen einstellen. Im Endothel werden Substanzen wie EDRF und Endothelin-1 gebildet, die Gefäße weit und eng stellen können und dies kann auch je nach Druck in den Gefäßen selbst erfolgen.

Es ist jedoch bisher nur teilweise vorstellbar, wie diese Regulationsmechanismen im Einzelnen funktionieren. Je mehr man weiß, desto komplexer wird das Geschehen. So ist die Reaktion dieser sogenannten Substanzen je nach Konzentration und Organ ganz verschieden und man erhält dadurch einen Einblick in die Komplexität des Geschehens. So wirken sich niedrige und hohe Impulsaktivitäten der Rezeptoren, hohe und niedrige Dosen von Adrenalin (Vasokonstriktion bzw. -dilatation) und die einzelnen Substanzen unterschiedlich in den Organen aus, z.B. Histamin erweitert die Arteriolen und verengt die größeren Venen oder Adiuretin erweitert die Gehirn- und Herzgefäße und verengt in höherer Konzentration alle übrigen Gefäße. Dazu kommt noch, daß bei geschädigten Gefäßen z.B. Serotonin die Gefäße verengt, intakte hingegen erweitert.

Betrachtet man nur die dominanten Steuerungsprozesse beispielhaft in sechs Organkreisläufen – Koronarkreislauf, Skelettmuskeldurchblutung, Hautkreislauf, Gehirnkreislauf, Lungenkreislauf und Nierenkreislauf– dann sieht man große Unterschiede. So werden die Durchblutung der Herzkranzgefäße und der Skelettmuskulatur hauptsächlich durch Stoffwechselprodukte, die Hautdurchblutung durch Temperatur, sympathisch aber auch zentral (wir erröten unwillkürlich), der Gehirnkreislauf durch eine sehr gut funktionierende Autoregulation, der Lungenkreislauf durch Sauerstoffmangel und die Nierendurchblutung durch Autoregulation, hormonell, nerval und über den Sauerstoffgehalt gesteuert.

Es gibt jedoch viele offene Fragen, wie die Kreislaufregulation unterschiedlich und z.T. paradox arbeitet, und viele Wechselbeziehungen zwischen dem zentralnervösen System und der Peripherie sind ungeklärt (Tab. 5).

Offene Fragen
- Warum gibt es keine Autoregulation bei den Lungengefäßen?
- Wie kommt es zu dem Adaptationsmechanismus beim Sympathikus (Resetting)?
- Warum wirken verschiedene Prostaglandine unterschiedlich (PGF2α vasokon-striktorisch, E2, D2 und (E) vasodilatatorisch)?
- Wie funktioniert die aszendierende Vasodilatation?
- Wie kommt das Phänomen des „vascular escape" bei den Nierengefäßen (Nachlassen der Vasokonstriktion bei längerer Sympathikusstimulation) zustande?
- Funktion der Kotransmitter wie Neuropeptid Y?
- Gibt es eine sympathische u. parasympathische cholinerge Vasodilatation beim Menschen?
- Wie erklärt sich die Lewis-Reaktion (periodische Vasodilatation bei Kälte zur Vermeidung von Gewebeschäden) ?
- Wie erklärt sich die Vasokonstriktion der Lungengefäße bei Hypoxie (übrige Gefäße dilatieren)?
- Endothelfunktion in kleinen Gefäßen (Arteriolen) ?
- Warum führt die stressbedingte cholinerge sympathische Erregung zur Vasodilatation in der Unterarm- jedoch nicht in der Wadenmuskulatur ?
- Welche Substanzen bewirken die metabolische Vasodilatation im Koronarkreislauf und bei der Skelettmuskulatur?

Tab. 5: Kreislaufregulation

So ist bisher nicht geklärt, warum es bei den Lungengefäßen keine Autoregulation gibt und wie es beim Sympathikus zu einem Adaptionsmechanismus (Resetting) kommt, warum verschiedene Prostaglandine unterschiedlich wirken (PGF_{2X} vasokonstriktorisch, PGE_2, D_2 und E vasodilatatorisch), wie eine aszendierende Vasodilatation funktioniert, wie das Phänomen des „vascular escape" bei den Nierengefäßen (Nachlassen der Vasokonstriktion bei längerer Sympathikusstimulation) zustande kommt, wie die Funktion des Kotransmitters Neuropeptid Y ist, ob es eine sympathische und parasympathische cholinerge Vasodilatation beim Menschen gibt, wie sich die Lewis-Reaktion (periodische Vasodilatation bei Kälte) erklärt, warum es bei den Lungengefäßen bei Hypoxie zu einer Vasokonstriktion kommt (die übrigen Gefäße dilatieren), wie die Endothelfunktion in den kleinen Gefäßen (Arteriolen) funktioniert, warum die stressbedinbgte cholinerge sympathische

Erregung zu einer Vasodilatation in der Unterarm- aber nicht in der Wadenmuskulatur führt und welche Substanzen die metabolische Vasodilatation im Koronarkreislauf und in der Skelettmuskulatur bewirken.

Betrachten wir nur die ungelösten Fragen bei der Kreislaufregulation, so stand wahrscheinlich Harvey zu seiner Zeit nicht so vielen Fragen gegenüber. Dies ist dadurch bedingt, dass mit jeder neuen Entdeckung neue Fragen aufgeworfen werden.

5. Die Folgen der Entdeckung des Blutkreislaufs

Die Entdeckung des Blutkreislaufs in seiner Strömungsrichtung durch Harvey (1628) war die Voraussetzung dafür, dass man die Hämodynamik mit ihren Drücken, Widerständen und Volumina erforschen konnte (Carl Ludwig 1816-1895). So gelang auch Etienne Jules Marey (1830-1904) die erste unblutige Messung des Blutdrucks am Menschen und Sir James Mackenzie (1853-1925) und Karl Friedrich Wenckebach (1864-1970) studierten das Pulsverhalten und erkannten Herzrhythmusstörungen.

Samuel von Bosch (1876) und Scipione Riva-Rocci (1891/96) führten die unblutige Blutdruckmessung in die Klinik ein.

Sir William Gull (1816-1890) beschrieb die Hypertonie, W. Forssmann (1929) führte die Herzkatheteruntersuchung im Selbstversuch durch, wohl in erster Linie in der Absicht, herzwirksame Medikamente zur besseren Wirkung direkt ans Herz zu bringen, was später zur vollständigen diagnostischen Abklärung angeborener und erworbener Herzfehler, Durchblutungsstörungen des Herzens und Funktionsstörungen sowie Abklärung der Genese von Herzrhythmusstörungen führte.

Otto Frank (1856-1944) und Ernst H. Starling (1866-1927) entwickelten zuvor schon eine Pathophysiologie des Herzens.

Willem Einthoven (1860-1927) gelang es, die elektrischen Erregungen des Herzens darzustellen und er war damit der Schöpfer der Elektrokardiographie (1913).

Man lernte, die Herzgröße durch Abklopfen des Brustkorbs abzuschätzen (Leopold Auenbrugger 1722-1809). Jean Nicolas Corvisart (1755-1821) führte die Auenbruggersche Perkussion in die Klinik ein.

Dem folgte die Entdeckung des Abhorchens (Auskultation) des Herzens (René Théophile Laennec 1781-1826), die durch James Hope (1832) ("A treatise on the disease of the heart and great vessels") und durch William Stokes (1804-1878) ("An introduction to the use of the stethoskope", 1825) in die Klinik eingeführt wurde.

Joseph Skoda (1805-1881) vereinte die beiden Methoden in seiner „Abhandlung über Perkussion und Auskultation" (1839).

Jean Baptiste Bouilland (1796-1821) fasste die therapeutischen Möglichkeiten seiner Zeit zusammen („Traité clinique des maladies du coeur", 1835).

William Heberden (1710-1801) beschrieb das heute so häufige Krankheitsbild der Angina pectoris, wobei er allerdings noch in erster Linie einen Spasmus und weniger eine atherosklerotische Verengung der Herzkranzgefäße annahm. Allan Burns (1781-1813) erkannte schon, dass es sich um einen Ischämieschmerz handelt.

Friedrich Ludwig Kreysing (1770-1839) stellte schon eine zusammenfassende Darstellung her („Die Krankheiten des Herzens", 1814-1817).

Durch die Entdeckung des Blutkreislaufs kam es somit zu einem Wandel der Vorstellungen über Herzkrankheiten.

So ging Hippokrates noch davon aus, dass das Herz nicht erkranken könne, Galen kannte schon Herzmuskelverletzungen und Entzündungen des Herzbeutels und Avenzoar auch eine Entzündung des Herzmuskels, einen Herzabszeß und -tumor.

Aber erst nach der Entdeckung des Blutkreislaufs durch Harvey begann man eine Atemnot, Wassereinlagerungen (Ödeme), Synkopen, Wasseransammlungen im Bauchraum (Aszites), Erweiterung des Herzens (Dilatation), Verdickung der Herzwand (Hypertrophie), Verengung (Stenosen) und Erweiterung (Insuffizienz) von Herzklappen, eine Blauverfärbung der Haut (Zyanose), Wasseransammlungen im Herzbeutel und in der Pleurahöhle, Herzschmerzen (Angina pectoris) richtig zu deuten und Krankheitsbilder wie Herzklappenfehler, Herzinsuffizienz, Herzpolypen, Herzmuskel- und Perikardentzündungen, Thrombosen, Embolien, Thrombophlebitis, Hämorrhoiden, Varizen, Fettembolie, Asthma cardiale, Herzklopfen, Herzstillstand, Schlaganfall (nicht durch schleimige Verstopfung der Hirnkammern sondern Verlegung von Gefäßen oder Hirnblutungen) als Krankheitsbilder zu benennen und begann auch, mit Aderlaß, Transfusionen, Abklemmen von Arterien und intravenöser Einbringung von Medikamenten zu behandeln.

6. Auswirkungen der Entdeckung des Blutkreislaufs auf die Physiologie und Pathophysiologie anderer Organe

Erst durch die Entdeckung des Blutkreislaufs konnte die Funktion der verschiedenen Organe erkannt werden.

6.1 Leber

Erasistratos (etwa 250 v. Chr.) nahm an, dass das Blut aus der Nahrung in der Leber gebildet wird und Galen (129-199 n. Chr.) ging davon aus, dass aus dem Chylus des Magens Blut roher Beschaffenheit von der Leber gebildet wird.

Jean Riolan (1580-1657) sah die Leber als Sitz der Krankheiten für eine ungenügende Blutbildung, Diarrhoe hepatica, Cachexie, Atrophie und Hydrops an.

Harvey (1628) fiel die Diskrepanz zwischen der großen Blutmenge und der Blutbildung in der Leber auf. Er zweifelte aber noch nicht an der Blutbildungsfunktion der Leber, stützte aber seine Theorie, dass das Blut zirkuliere insofern, als die Leber deshalb gar nicht viel Blut bilden müsste.

Durch die Entdeckung des Ductus thoracicus (Pecquet 1649, Rudbeck und Bartholinus 1653) erkannte man, dass die Nahrung aus dem Magen-Darm-Kanal gar nicht durch die Leber fließt und folglich die Leber nicht das Organ der Blutbildung auf diesem Wege sein kann.

Und erst Bartholinus konstatierte, dass die Nahrung nicht in die Leber fließt (1653) und dort auch nicht das Blut gebildet wird (1671).

Die Leber gewinnt damit als nicht blutbildendes Organ erheblich an Bedeutung.

Da der Ductus thoracicus in die obere Hohlvene mündet, nahm man daraufhin an, dass das rohe Gemisch in den Herzkammern und in der Lunge zu Blut verwandelt wird. Nach Thomas Bartholinus wird das Chylus-Blutgemisch in der Lunge fein verteilt und vermischt (1671). Franziscus Sylviuis und Thomas Willis nahmen eine Fermentation an und Lower glaubte an die Wirkung des Spiritus vitalis (1669).

6.1.1 Blutbildung

Wir wissen heute, dass das Blutvolumen 4-6 l beträgt, was 7-8% des Körpergewichts ausmacht. Von dem Blutvolumen sind etwa 3 l Plasma, die körperlichen Bestandteile betragen etwa 41-46%. 45-55% der körperlichen Bestandteile oder 4,5 bis 6 Millionen pro µl machen die roten Blutkörperchen, Erythrozyten, aus. Sie sind kernlose, gut verformbare Membranen mit einem Durchmesser zwischen 6 und 9 µm. Ihre Lebensdauer beträgt ca. 120 Tage. Sie enthalten den Blutfarbstoff Hämoglobin, der reversibel Sauerstoff anlagern kann. Sauerstoffarmes (venöses) Blut ist dunkelviolett, sauerstoffgesättigtes (arterielles) Blut hellrot. Die Erythrozyten sind die Transporteure von Sauerstoff und Kohlendioxid.

Die weißen Blutkörperchen, Leukozyten, sind etwa zu 4000 bis 10 000 / µl Blut vorhanden und nehmen etwa 1% des Blutvolumens ein. Sie besitzen einen Kern und ihre Lebensdauer beträgt nur wenige Tage. Sie können aktiv die Blutgefäße verlassen und bewirken die Abwehr z.B. beim Eindringen von Bakterien.

Man unterscheidet bei den Leukozyten nach dem Anfärbeverhalten neutrophile, eosinophile und basophile Granulozyten. Den größten Anteil der Granulozyten machen die Neutrophilen aus (50-70%). Sie können Bakterien und Zelltrümmer aufnehmen (Phagozytose), was auch außerhalb der Gefäße erfolgen kann (Eiterbildung).

Die Eosinophilen machen 2-4% der Leukozyten aus. Sie beteiligen sich an der Bekämpfung von Parasiten sowie körpereigener Tumorzellen, wenden sich aber auch gegen körpereigenes Gewebe bei allergischen Erkrankungen. Durch Phagozytose von Antigen-Antikörperkomplexen werden Entzündungsreaktionen gedämpft.

Die Basophilen sind nur in etwa mit 0,5-1% der Leukozyten vertreten. Sie geben Histamin zur Milderung von Entzündungsreaktionen und Heparin zur Hemmung der Blutgerinnung ab.

Die Monozyten machen 4-8% aus und reifen zu den Makrophagen aus, die der unspezifischen Abwehr dienen, d.h. das Material (z.B. Bakterienwände) wird markiert und führen sie dann der spezifischen Abwehr zu.

Die Lymphozyten machen 30-40% der Leukozyten aus und sie erfüllen in erster Linie Reparationsaufgaben z.B. nach einer akuten Entzündung. Deshalb finden wir sie vermehrt postinfektiös oder bei chronischen Entzündungen.

Die Blutplättchen, Thrombozyten, machen 150.000 bis 300.000 / µl Blut aus und verschließen Lecks im Gefäßsystem und starten damit die Gerinnungskaskade.

Da die Mehrzahl der Blutzellen nur eine relativ begrenzte Lebensdauer besitzt, müssen die Blutzellen und damit das Blut, ständig nachgebildet werden. Diese Hämatopoiese erfolgt im roten Knochenmark. Alle Zellen des peripheren Blutes gehen aus einer gemeinsamen pluripotenten Stammzelle hervor, die durch differentielle Zellteilung jeweils eine neue Stammzelle sowie eine weiter differenzierte Tochterzelle liefert. Geregelt wird dieser Prozess durch Zytokine und Wachstumsfaktoren, besonders bei den Erythrozyten durch das in der Niere gebildete Erythropoietin. Die Nachbildungsrate beträgt bei den Erythrozyten knapp 1% täglich.

Harvey und seine Vorgänger hatten jedoch nicht ganz Unrecht, wenn sie die Blutbildung in die Leber verlagerten. In der Tat erfolgt ab der 5. fetalen Woche beim Ungeborenen die Produktion von Stammzellen in der Leber, später in der Milz, in der die Hämatopoiese stattfindet. Jedoch schon ab dem 3. Fetalmonat beginnt sie in den Knochen, zunächst in den Schlüsselbeinen (Claviculae). Die hepatische Phase zieht sich durch die Bildung von Vorläufern von Granulozyten, Megakaryozyten und Lymphozyten bis zur Geburt hin.

Etwa ab dem 5. Lebensjahr bildet sich das rote Knochenmark aus den distalen Extremitätenknochen zurück und wird durch gelbes oder Fettmark ersetzt. Im Alter von 20 bis 25 Jahren ist dann das rote Knochenmark auf Rippen, Wirbel, Sternum, Clavicula, Scapula, Becken, Schädel und die proximalen Abschnitte von Humerus und Femur begrenzt.

Man hat jedoch beobachtet, dass unter pathologischen Bedingungen sich wieder Blut speziell im Kindesalter in der Leber, Milz, in Lymphknoten und evtl. sogar im Nieren-, Binde- und Fettgewebe bildet.

Blut ist somit das wichtigste flüssige Logistikorgan des Körpers, denn nur durch es ist die Verteilung von Atemgasen, Nährstoffen, Hormonen, Zytokinen, Abwehr- und Stammzellen für den Organismus garantiert.

Welche Funktion verbleibt dann der bzgl. der Blutbildung „entthronten" Leber?

Die Leber ist das zentrale und größte Stoffwechselorgan unseres Körpers. Die Gesamtdurchblutung der Leber beträgt ca. 1500 ml/Minute oder 25% des Herzzeitvolumens, wobei ein Drittel der Blutzufuhr über die A.hepatica und zwei Drittel über die Portalvene erfolgt. Das Gewicht der Leber liegt bei 1,5 kg.

Die Funktion der Leber ist vielfältig:

6.1.2 Kohlenhydratstoffwechsel

Während des postprandialen Verdauungsprozesses werden ca. 50% der Glukose über die Pfortader in die Leber aufgenommen, in Glykogen umgewandelt und in der Leber gespeichert. So können beim gesunden Erwachsenen ungefähr 70g gespeichert werden. Während des Fastens wird das Glykogen wieder in Zucker umgewandelt und in die Blutbahn abgegeben.

Die Leber ist aber auch in der Lage, bei Notwendigkeit aus Nichtzuckern (z.B. Milchsäure, Aminosäuren, Glyzerin) Glukose zu synthetisieren (Glukoneogenese).

6.1.3 Eiweißstoffwechsel

Die Leber kann die 12 nicht essentiellen Aminosäuren (die acht essentiellen Aminosäuren müssen zugeführt werden) zur Proteinbildung synthetisieren. In erster Linie werden Albumine gebildet, aber auch Blutgerinnungsfaktoren wie Prothrombin oder Fibrinogen.

6.1.4 Fettstoffwechsel

Die Zelle benötigt große Mengen von Cholesterin zur Biosynthese von Membranen, Gallensäuren und Steroidhormonen. Dies kann aus der Nahrung, aus peripheren Geweben bezogen werden, aber auch von der Leber synthetisiert werden. Die Syntheseleistung liegt etwa bei 650 bis 1000 mg/Tag

6.1.5 Gallensäurestoffwechsel

Die Leber kann aber auch aus Cholesterin Gallensäuren synthetisieren, wobei eine mangelnde Gallensäurekonzentration die Gallensteinbildung fördert.

6.1.6 Bilirubinstoffwechsel

Ca. 80% der absterbenden Erythrozyten liefern das täglich anfallende Bilirubin. Das Bilirubin wird in die Leber aufgenommen und in die Galle ausgeschieden.

6.1.7 Eisenstoffwechsel

Etwa 1g des Eisens wird im retikuloendothelialen System der Leber als Ferritin und Hämosiderin gespeichert und bei Bedarf zur Hämoglobinsynthese freigesetzt, wobei das Eisen mit dem Transferrin und Laktoferrin transportiert wird.

6.1.8 Entgiftungsfunktion

Die Leber kann aber auch Stoffe, die für den Körper gifdtig werden können, ausscheiden wie z.B. Ammoniak (Eiweißabbau), Medikamente (Zytochrom P 450-System), Phenole, Alkohol und Nahrungsgifte.

6.1.9 Hormonbildung

Die Leber bildet Angiotensinogen (Vorläufer von Angiotensin II als Vasokonstriktor und Aldosteron als K-Rückresorbierer und Na- und H_2O-Ausscheider), kann Erythropoietin (10%) bilden und Östrogene abbauen.

6.1.10 Gallenstoffwechsel

Die Leber produziert täglich kontinuierlich ca. 600-800 ml Galle, die in den Darm zur Fettverdauung abgegeben wird.

6.2 Lunge

Aristoteles und Galen nahmen an, dass die durch die Lunge aufgenommene Luft der Kühlung des linken Herzens diene, aber auch um das Feuer dort zu unterhalten. Die entstehenden rußigen Rückstände (Fuligines) werden dann durch die Lungen ausgeschieden. Man stellte sich vor, dass ohne Atmung das Feuer erlischt und der Körper erkaltet.

Als Colombo sich darüber klar wurde, dass das gesamte Blut vom rechten Herzen durch die Lunge zum linken Herzen fließt und sich in den Lungenvenen keine Luft befindet, musste umgedacht werden. So nahm Colombo an, dass der Spiritus vitalis aus der Lunge sich mit dem Blut mische, dem linken Herzen zufließe, um dort endgültig zum Spiritus vitalis zu werden. Ähnliches lehrte auch 1615 Fabricius.

Harvey lässt die Frage weitgehend offen und scheint die Theorie der Abkühlung und Abgabe von „Vapores" zu akzeptieren. Auch Thomas Bartholinus sieht den Sinn der Lungen noch in der Abkühlung und Versorgung des Herzfeuers. Danach hat die Lunge nur eine geringe Bedeutung: „Pulmo ad vitam absolute non est necessarius, sed ad cordis commoditatem" (1671).

Erst Borelli lehnte die Abkühlungshypothese ab und leugnete das Feuer im Herzen. Die Lunge ist das Organ zur besseren Durchmischung von Chylus und

Blut und nimmt die Luft auf. Dadurch bekommt das Blut eine zitternde Bewegung („motio tremula"), die das Blut lebendig und belebend macht (1680).

Lower hat als erster den Gedanken, dass gewisse Partikel in der Luft lebensnotwendig sind, die ins Blut übergehen („Spiritus aeris nitrosi"). Deshalb ist das arterielle Blut auch röter, während das an Spiritus aeris nitrosi verarmte venöse Blut weniger rot ist (1669).

Sein Schüler John Mayow (1643-1679) glaubte auch, dass deshalb Partikel im abgeschlossenen Luftraum zugrunde gehen, weil dieser unerlässliche Bestandteil ihnen fehlt (1674).

S.F.Hales (Anf. 18. Jahrh.) ging davon aus, dass giftige Rauche mit der Atmung ausgeschieden werden.

Wir wissen heute, dass die Atmung im Wesentlichen dem Austausch der Atemgase Sauerstoff (O_2) und Kohlendioxid (CO_2) dient.

Steigt der CO_2-Anteil im Körper an, dann kommt es zu einer Reizung der peripheren Chemorezeptoren, die das Atemzentrum im Gehirn stimulieren. Dies erregt das Zwerchfell und dessen Kontraktion führt über eine Vergrößerung des Brustkorbs zu einer Einatmung. Über diese Ventilation kommt Frischluft in die Lunge, diffundiert in die kleinsten Lungenbläschen (Alveolen) und perfundiert in den Blutstrom. Auf diese Weise werden pro Minute etwa 280 ml O_2 aufgenommen und ca. 230 ml CO_2 abgeatmet.

Sauerstoff ist von elementarer Bedeutung für fast alle Zellen in biologischen Geweben. Sauerstoff ist zum größten Teil an Hämoglobin gebunden, das in den roten Blutkörperchen (Erythrozyten) eingelagert ist. Im peripheren Gewebe wird in den Kapillaren der Sauerstoff an die Zellen abgegeben, der bei der „Verbrennung" der Nahrungsstoffe im Organismus zu Wasser (H_2O) und Kohlendioxid (CO_2) abgebaut wird.

Die Versorgung des Gewebes mit Sauerstoff und der Abtransport von CO_2 (Gasaustausch), aber auch die Wiederaufnahme von O_2 ist nur durch den kleinen und großen Blutkreislauf möglich.

6.3 Wärmehaushalt

Aristoteles, Galen, aber auch noch Harvey sahen im Herzen ein Wärmezentrum. So schrieb letzterer: „ Es ist das Herz der Urquell des Lebens und die Sonne der „kleinen Welt", so wie die Sonne im gleichen Verhältnis den Namen Herz der Welt verdient. Durch sein Kraftvermögen und durch seinen Schlag wird das Blut bewegt, zur Vollkommenheit gebracht und ernährt und vor Verderbnis und Zerfall bewahrt. Durch Ernährung, Warmhaltung und Belebung leistet es seinerseits dem Körper Dienste, dieser Hausgott, die Grundlage des Lebens, der Urheber alles Seins (1628).

Für Harvey bleibt also das Herz der Ort der Wärmebildung.

Jan de Wale zweifelt jedoch an der eingeborenen Wärme. Bei der Präparation konnte er bei dem ins Herz eingeführten Finger keine besondere Hitze empfinden (1641).

Über den gleichen Versuch berichtet Realdo Colombo:" Wenn du, nachdem du die rechte Herzkammer eingeschnitten, einen Finger einführest, so begegnet dir warmes Blut und in der linken ein so warmes, dass du es kaum zu ertragen vermagst" (1559).

Jac.Back schließt sich wieder der Ansicht von Jan de Wal an und vertritt die Auffassung, dass das Herz nicht die Quelle der Körperwärme ist (1648).

Bartholinus glaubt noch an den Calor innatus, der aber so mild ist, dass man ihn nicht mit dem Finger fühlen kann (1671).

Später (1648) schreibt Harvey, dass das Herz nicht der Ursprungsort der Blutwärme ist, sondern dass die Wärme im Blut selbst entsteht und das Blut dem Herzen lediglich seine Wärme mitteilt („sanguis calorem cordi ut reliquis omnibus partibus tribuit").

Das Blut erwärmt das Herz, nicht das Herz das Blut (1669).

Borelli führte dann einen Thermometer in das Herz eines lebenden Hirsches ein und findet keine höhere Temperatur als in den anderen Organen (1680). Dabei denkt Borelli an das Auslösen fermentativer Prozesse durch die schnelle und erregte Bewegung der Teilchen durch die Gefäße, die die Wärme erzeugen (1681).

Auch Haller neigt dazu, die Reibung des Blutes als wesentlichste Ursache der Körperwärme anzusehen (1778).

So hat schon Ende des 18. Jahrhunderts das Herz die Funktion der Wärmebildung verloren, jedoch erst im 20. Jahrhundert konnte man die Wärmebildung im Körper klären.

So weiß man heute, dass der Mensch zu den gleichwarmen (homoiothermen) Lebewesen gehört, deren Temperatur auch bei wechselnden Umgebungstemperaturen konstant gehalten wird. Allerdings verhalten sich die Gliedmaßen und die Haut poikilotherm (wechselwarm), d.h. sie passen sich der Umgebungstemperatur an.

Unter Ruhebedingungen wird die Wärmeproduktion zu etwa 56% von den inneren Organen im Brust- und Bauchraum bewerkstelligt und etwa 18% durch die Haut und Muskeln, 16% durch das Gehirn und 10% durch die übrigen Organe bewirkt.

Unter körperlicher Belastung nimmt die Wärmebildung deutlich zu, wobei jetzt die Funktion der Wärmebildung zu 90% die Muskulatur und nur zu 10% die übrigen Organe übernehmen.

Wärmeproduktion und Wärmeabgabe stehen in einem Gleichgewicht, wobei die Temperaturregulation über das Steuerzentrum im Hypothalamus im Gehirn erfolgt und die Wärmeabgabe hauptsächlich durch Schweißbildung und vermehrte Hautdurchblutung (Wärmeabstrahlung) und die Erhöhung der Körpertemperatur durch Muskelbewegung geschieht.

6.4 Nierenfunktion

Galen nahm an, dass die aus der Nahrung ungeeigneten Stoffe mit dem Harn ausgeschieden werden.

Guilielmus de Saliceto (1210-1280) beschreibt eine Nierenverhärtung , „dass sich die Menge des Harns vermindert" („durities in renibus").

Unter „Nephritis" verstand Galen Nierenleiden, die mit deutlich lokalisierten Schmerzen oder Läsionen wie Nierensteinen, Abszessbildungen oder Verletzungen der Nieren einhergehen. Harnveränderungen wie eitriger oder blutiger Urin bezieht er nicht unbedingt auf eine Nierenkrankheit, sondern dass die Niere nur durch eine gestörte Säftezusammensetzung diese Flüssigkeiten ausscheidet.

Die Harnbildung wurde damals so erklärt, dass nach Bildung des Blutes in der Leber Transportflüssigkeit überflüssig und deshalb als Harn ausgeschieden wird. Die Nieren haben somit nur die Funktion, diese überflüssigen Rückstände auszuscheiden. Dabei zieht die Niere diese Flüssigkeiten an (facultas, dynamis). Die Zusammensetzung des Harns ist deshalb vom Zustand des Blutes und der Mischung der Säfte abhängig und somit von der Art der Nahrungsmittel und der Tätigkeit der Leber. Veränderungen des Urins waren somit in erster Linie Hinweise auf Krankheiten des Körpers und wurden nicht auf die Niere bezogen.

Deshalb spielte im Mittelalter auch die Harnschau (Uroskopie) eine entscheidende Rolle zur Erkennung von fehlerhaften Mischungen der Körpersäfte, d.h. Krankheiten. So bedeutete ein dicker roter Urin eine Blutüberfülle (Plethora). Die Farbe und Konsistenz des Harns, aber auch die räumliche Lage von Niederschlägen diente der Erkennung von Krankheiten.

Felix Plater (1536-1614) vertritt noch die Ansicht, dass bei spärlicher Harnausscheidung nur in den seltensten Fällen dies auf einen Fehler der Nieren zurückzuführen sei, da diese Organe ja als Zwillinge angelegt seien, obwohl er ganz aufgezehrte (consumptus) Nieren beschreibt.

Seit Paracelsus (1493-1541) bezog man die Veränderungen im Harn nicht mehr auf die Störungen der Körpersäfte sondern auf ein Verhältnis zwischen den drei Prinzipien Schwefel, Salz und Quecksilber, die destilliert und gewogen werden, wobei der Bildung von Dämpfen, Schweißtröpfchen und Niederschlägen im Harngefäß eine große Bedeutung zukam.

Johann Baptist van Helmont (1577-1644) analysierte zum erstenmal einen Harnstein (Meersalz, spezifisches Harnsalz, flüchtiges Harnsalz, Art von Erde) und bestimmte auch das Gewicht des Harns, indem er es mit der gleichen Menge Regenwasser verglich. Dabei stellte er fest, dass Harn schwerer ist als Regenwasser, wenn man lange durstet und dass er beim Herzzittern leichter ist.

Helmont nahm aber schon an, dass der Urin durch die Nieren verändert wird. Er nahm auch an, dass die Wassersucht durch eine Nierenkrankheit entstehen kann.

Die Entdeckung des Blutkreislaufs durch William Harvey (1628) war Anlaß für weitere physiologische Untersuchungen und die Überdenkung der Funktion der Niere und Harnbildung.

Der Vorstellung, dass die Niere ein Sieb darstelle, das Serum vom Blut trenne, widersprach die Beschreibung von Vesal, dass die Substanz der Nieren fest und fleischig ist.

Eine anziehende Kraft der Nieren, wie Galen beschrieb, wurde durch die Kreislauflehre widerlegt. Man konnte jetzt durch die Kraft des Herzens erklären, dass das Blut durch die Nieren hindurchgetrieben wird.

Damit war aber nicht erklärt, wie unter diesen Umständen die Ausscheidung des Harns zustande kommt.

Eine Erklärung bot erst Lorenzo Bellini (1643-1704), der 1662 entdeckte, dass die Substanz der Niere *„nicht aus einer harten, festen, fleischigen Substanz bestehe"*, sondern, *„nichts anderes als eine Anhäufung unendlich vieler Gefäße besonderer Art"* sei. *„Wenn also das Blut aus den Arterien hervortritt, trifft es auf zwei Klassen von Gefäßen, die der Venen und die der Nieren. Das Serum, vom Blut getrennt, geht in die Nierenkanäle und das Blut, vom serösen Humor befreit, geht in die Venen. Diese Abtrennung jedoch erfolgt weder durch Attraktion noch durch Verwandtschaft, noch durch Sympathie, sondern wird einzig und allein durch die dies fordernde Konfiguration der Gefäße vollendet."* Dies war eine mechanistische Sicht der Filtration, wie sie damals von den Iatrophysikern vertreten wurde.

Die Entdeckung von Eiweiß im Urin (Frederik Dekkers 1648-1728 und 1765 durch Domenico Cotugno) wurde nicht auf eine Störung im Bereich der Niere, sondern im Körper gedeutet. Die Niere wurde damals noch als passives Filtrationsorgan angesehen.

Eine Erkrankung der Niere wurde erstmals mit der Wassersucht in Zusammenhang gebracht (Felix Plater Ende des 16. Jahrhunderts).

Hermann Boerhaave (1668-1738) schrieb, *„dass aber die Nieren selbst von einer Entzündung befallen sind, erkennen wir an dem brennenden, stechenden, großen entzündlichen Schmerz des Ortes, an dem die Nieren liegen, an dem begleitenden akuten kontinuierlichen Fieber, an dem in geringer, oft nur in kleiner Menge gelassenen Urin, der recht rot und flammenfarben oder auf der Höhe der Krankheit wässrig ist, an der Taubheit des benachbarten Schenkels, dem Schmerz der benachbarten Leiste und des gleichseitigen Schenkels, mit Darmgrimmen, Galleerbrechen und anhaltendem Aufstoßen,"* d.h. er bezog die Niere in das Krankheitsgeschehen mit ein.

Auch William Charles Wells (1757-1817) beschreibt bei Wassersucht nach einer Scharlacherkrankung einen fremden Sektionsbefund: *„Die Nieren waren viel härter als gewöhnlich. Ihre Rinde war durch die Ablagerungen gerinnbarer Lymphe verdickt und in ihrer Struktur verändert, und im Becken der einen befand sich eine Menge Eiter."* Wells meint allerdings dazu: *„Aus diesen Erscheinungen und aus denen, die in dem früheren Fall gefunden worden waren, schließe ich jedoch nicht, dass die Nieren immer erkrankt sind, wenn der Harn bei Hydrops viel Serum erhält. Die krankhaften Erscheinungen in den Nieren können in keinem Zusammenhang mit der krankhaften Ausscheidung stehen."*

John Blackall (1771-1860) beschreibt 1813 ebenfalls bei Sektionen grob-pathologische Nierenveränderungen, sieht aber keinen Zusammenhang der Nierenveränderungen zum Krankheitsbild, sondern nimmt an, dass eine Albuminurie bei Wassersucht durch eine entzündliche Krankheit des Blutes bedingt ist und die Nieren sind nur die Drüsen um Schädlichkeiten auszuscheiden.

Eine Änderung trat erst mit der Veröffentlichung des Buches: *„De sedibus et causis morborum per anatomen indagatis"* von Giovanni Battista Morgagni (1682-1771) im Jahr 1761 ein. Organveränderungen waren bei ihm nicht mehr Merkwürdigkeiten, die nichts mehr mit der Krankheit zu tun haben, sondern die Ursache der Krankheit selbst.

Georg König versuchte 1826 Nierenkrankheiten nach den pathologisch-anatomischen Befunden zu klassifizieren und kam so auf Krankheiten wie Nierenwunden, Nierenentzündungen, Eiterungen, Verhärtung, Brand, Wassersucht der Nieren (Hydronephrose), Hydatiden, Würmer, Tuberkeln, warzige Auswüchse auf der Nierenoberfläche, Lipome, Scirrhus, Steatom, Fungus, Medularsarkom, Steine und Verknöcherung. Doch fehlten ihm die klinischen Korrelationen.

Erst Richard Bright (1789-1858) gelang eine Verknüpfung von Nierenveränderungen mit Krankheitsbildern. Er konnte zeigen, *„dass gewisse hydropische Affektionen weit mehr auf den Veränderungen der Nieren beruhen als dies allgemein angenommen worden ist, und dass die albuminöse Natur des Harns oft die besonderen Fälle aufzeigt, in denen jene Organe der Sitz der Krankheiten sind."*

William Bowman entdeckte 1842 das Zusammenspiel der Tubuli und Glomeruli und vermutet die sekretorische Funktion der Niere. 1843 stellt Carl Ludwig die Theorie auf, dass die Ausscheidung des Harns auf mechanischer Filtration und Osmose beruht.

Heute wissen wir, dass die wichtigsten Aufgaben der Nieren in der Regulation des Elektrolyt- und Wasserhaushalts, in der Regulation des Säure- Basen- Haushaltes, in der Elimination harnpflichtiger Substanzen und auch als endokrines Organ bestehen.

Die beiden Nieren wiegen 300g und bestehen aus etwa 200 000 Nephronen und einem Tubulus (Schlauch)-System. In den Glomerula (Knäuel) wird das einfließende Blut gesiebt, wobei bei der Filtration die Blutzellen zurückgehalten werden, so dass ein Plasmaultrafiltrat entsteht, d.h. ein Blutplasma ohne Blutzellen.

So entsteht der Primärharn, bestehend aus den Endprodukten des Eiweißstoffwechsels Harnstoff und Kreatinin, aber auch Salzen, Aminosäuren, Phosphat und kleineren Proteinen.

Im Tubulussystem, das sowohl mit dem Harn als auch mit den Blutgefäßen in Kontakt steht, wird alles, was der Körper noch brauchen kann, zurückresorbiert und wieder ins Blutgefäßsystem transportiert. Die längs der Tubuli verlaufenden Gefäße können aber auch Substanzen wie Medikamente in den Harn ausscheiden.

Zusätzlich werden in der Niere Hormone gebildet wie das Renin-Angiotensin-Aldosteron-System, die den Blutdruck regulieren.

Um ihren Funktionen gerecht zu werden, ist die Blutmenge, die durch die Niere fließt, im Verhältnis zur Organgröße sehr groß und beträgt etwa 30% des Herzminutenvolumens mit 2,5 ml/g Niere/Minute. Das macht am Tag eine Durchblutung der Nieren von etwa 1500 l aus.

Die Harnmenge pro Tag beträgt hingegen nur 1,5 l, d.h. 1/1000 der Durchblutungsmenge. Damit wird die außerordentlich selektorische Leistung deutlich.

7. Historische Entwicklung der neuen Erkenntnisse bezüglich Struktur, Funktion und Fehlfunktion des Organismus

Die Entdeckung des Blutkreislaufs durch William Harvey (1628) stieß deshalb besonders auf Unverständnis, weil man den Sinn der großen zirkulierenden Blutmenge nicht verstehen konnte.

Wozu, fragten die Zeitgenossen, fließen kontinuierlich etwa 5 l Blut pro Minute durch den Körper? Diese große Blutmenge führte dazu, dass man sich die Bildung in der Leber nicht mehr vorstellen konnte, was aber den großen Blutbedarf nicht erklärt.

Erst als man lernte, dass die einzelnen Zellen einen sehr großen Sauerstoffbedarf hatten, wurde die große umlaufende Blutmenge verständlich. Sie diente zur Sauerstoff- und Nährstoffversorgung der Zelle und Abtransport von Kohlendioxid sowie anderer Abfallprodukte aus der Zelle.

Die große Menge an benötigtem Sauerstoff klärte die Funktion der Lunge als Aufnahmeorgan des Sauerstoffs und zur Abgabe von Kohlendioxid.

Die große Menge konnte nicht in der Leber gebildet werden, aber dann erhob sich die Frage, wo wird das Blut gebildet?

Man erkannte, dass das Knochenmark in erster Linie die Bildungsstätte des Blutes ist, aber dabei auch die vielfältigen Funktionen des Blutes, aber auch der Leber.

Jedoch nicht alle toxischen Substanzen können durch die Lunge ausgeschieden werden. Man erkannte, dass die Funktion der Nieren hier entscheidend ist, dass aber der Blutdruck, Wasser-, Salz- und Elektrolythaushalt durch die Nieren geregelt wird. Die Niere kann aber ihrer Funktion nur nachkommen, wenn sie von einem Vielfachen dessen, was sie zur Ernährung braucht, durchblutet wird.

Hätte man die Nierenfunktion schon zu Harveys Zeit erkannt, wäre leichter verständlich geworden, dass die große zirkulierende Blutmenge sinnvoll ist.

Ein Blutkreislaufsystem, was 20 l fassen könnte, wobei jedoch nur 5 l zirkulieren, bedarf einer Kreislaufregulation, wobei bis heute noch nicht alle Mechanismen geklärt sind.

Ohne Zweifel wissen wir heute mehr als William Harvey im 17. Jahrhundert, jedoch mit jeder neuen Entdeckung und Erkenntnis entstehen neue Fragen, so dass man den Eindruck haben kann, dass wir heute weniger wissen als zu seiner Zeit William Harvey.

Die einzelnen Stationen des Mehrwissens haben aber zu einer nutzbringenden Entwicklung in der Medizin geführt, denn mit jeder neuen Entdeckung eines Teilwissens ließen sich ätiologische, pathogenetische, klinische und therapeutische Ansätze entwickeln, die sich in der Ätiologie, Pathogenese, Diagnostik und Therapie segensreich für die Patienten auswirkten.

Sicherlich hat sich in dieser Hinsicht die Entdeckung des Blutkreislaufs nicht nur für Krankheiten des Herz-und Kreislaufsystems sondern auch für die anderer Organe wie Lunge, Leber, Niere, Gehirn und somit für die gesamte Medizin sehr günstig ausgewirkt (Tab. 6, Tab. 7).

	Herz	Gefäße	Leber	Lunge
Antike	2 bis mehrere Kammern, keine Vorhöfe (Anhänge), Quelle der Wärme, Saugpumpe, Feuer in der linken Herzkammer, Aufwallung d. Blut-Luft-Gemisches, Porosität der Herzscheidewand	Huang-Ti Neiching: Blutkreislauf, Venen Blut, Arterien u. Lungenvenen Luft, kein Blutkreislauf, Wärmeverteilung u. Beseelung (Spiritus vitalis), Spiritus animalis, Venen Ernährung des Körpers	Blutbildung treibende Kraft, Spiritus naturalis	Abrauchen von Ruß und Stoffwechselprodukten, Kühlung des Herzens
12.-16. Jhd.	Foramina ovalia, Porosität der Herzscheidewand, Herz-Wärmezentrum	Entdeckung d. Lungen- od. kleinen Kreislaufs Entdeckung der Venenklappen, Venen Ernährung des Körpers	Blutbildung, treibende Kraft	Kühlung der linken Herzkammer, Unterhaltung des Feuers im Herzen, Abrauchen der Fuligines
Erste Hälfte d. 17. Jhd.	Herz-Druckpumpe, Vorhofohren kontrahieren sich vor den Kammern, Funktion der Herzklappen erkannt, Vitalisierung, Herz Ursprung des Lebens, eingepflanzte Wärme	Entdeckung d. Körper- od. großen Kreislaufs, quantitative Berechnungen, Verkennung d. Bedeutung des Blutkreislaufs, Erneuerung des Blutes, kein Nachweis peripherer Anastomosen	Leber nicht die treibende Kraft und Ort der Blutbildung, Funktion der Leber?	Funktion der Lunge?

Tab. 6: Die Entdeckung des Blutkreislaufs und ihre Auswirkungen

Man darf deshalb die Entdeckung des Blutkreislaufs wohl als einen der entscheidensten Schritte in der Entwicklung der Medizin ansehen.

	Herz	Gefäße	Leber	Lunge
Zweite Hälfte d. 17. Jhd.	Herz nicht Sitz der eingeborenen Wärme, kein Feuer (Muskel), keine Aufwallung von Blut und Spiritus vitalis	Nachweis d. Übertritts d. Blutes von den Arterien zu den Venen über die Kapillaren, Windkesselfunktion der Aorta, nährende Funktion d. arteriellen Blutes, Blutverteilung (Organkreisläufe)	Leber nicht blutbildendes Organ, Chylusgefäße, Lymphe	Ablehnung der Abkühlungshypothese, Durchmischung von Chylus u. Blut, Feuchtigkeitsaufnahme (motio tremula) Einatmung von lebensnotwendigen Stoffen
18.-20. Jhd.	Genauere Kenntnisse über Klappenfunktion, Herzgesetze, Reizleitungssystem, Blutversorgung u. -entsorgung, Stoffwechsel, Hämodynamik, Ätiologie, Pathogenese von Herzkrankheiten	Genauere Kenntnisse über Gefäßanatomie, -funktion, Blutströmung, Blutverteilung, Kreislaufregulation, Ätiologie u. Pathogenese von Gefäßkrankheiten	Drüsenfunktion: „chemische Fabrik", Speicher, Entgiftung, Gallenproduktion, Harnstoffbildung, Kohlenhydratspeicherung (Glykogen), Glukoseabgabe, Fettstoffwechsel, Körpertemperatur („Wärmezentrale") Bildung u. Abbau d. roten Blutkörperchen, Bildung v. Gerinnungsstoffen, Speicherung von Fe, Cu, Vitaminen, Spaltung v. Eiweiß (Aminosäuren)	Gasaustausch, biologische Oxydation („Verbrennung"), O_2-Aufnahme u. -versorgung (Blutkreislauf), CO_2-Ausscheidung, Regelung d. Säure-Basen-Haushalts (Beitrag) durch CO_2-Abrauchung
Heute	Anatomie, Physiologie, Pathophysiologie, Pathologie, Nosologie, Diagnostik, Therapie			

Tab. 7: Die Entdeckung des Blutkreislaufs und ihre Auswirkungen

Weiterführende Literatur

1.) Aschoff, Ludwig: Über die Entdeckung des Blutkreislaufs, Hans Speyer Verlag Hans Ferdinand Schulz, Freiburg in Breisgau, 1938
2.) Baas, Hermann: William Harvey, der Entdecker des Blutkreislaufs und dessen anatomisch-experimentelle Studie über die Herz- und Blutbewegung bei den Thieren-Verlag Ferdinand Enke Stuttgart 1878, S. 38-116
3.) Bleifeld, W. / Kramer, C. / Meyer-Hartwig, K. (Hrsg.): Klinische Physiologie, Lehrtexte für Medizin & Technik, Verlag Gerhard Witzstrock, Baden-Baden, Köln, New York, 1978
4.) Boustani, François: La circulation du sang. Entre Orient et Occident, l'histoire d'une découverte 2007, Edition Philippe Rey, 15, rue de la Banque 75002 Paris, ISBN 978-2-84876-097-1
5.) Brunn, Walter L. von: Kreislauffunktion in William Harvey's Schriften, Springer Verlag Berlin/Heidelberg/New York 1967
6.) Heymann, Robert-Christian: die Geschichte der Entdeckung des Kreislaufs und der Einfluss dieser Entdeckung auf die medizinische Wissenschaft und Praxis der folgenden Zeit, Inaugural-Dissertation an der Universität Leipzig, Dez. 1934
7.) Kunsch, K. / Kunsch, St.: Der Mensch in Zahlen: eine Datensammlung in Tabellen mit über 20 000 Einzelwerten, Spektrum, Akad. Verlag Heidelberg/Berlin, 2000
8.) Rothschuh, K. E.: Meilensteine in der Erforschung von Herz und Kreislauf, in: Bargmann/Doerr, Herz des Menschen, Thieme-Verlag Stuttgart 1963
9.) Schmid, Magnus: Beiträge zur Geschichte der Theorien von den Kreislaufkrankheiten nach Entdeckung des Blutkreislaufs, Habilitationsschrift an der Medizinischen Fakultät der Ludwig- Maximilians-Universität München, 1953

Abbildungen aus

Bleifeld, W. / Kramer, C. / Meyer-Hartwig, K. (Hrsg.): Klinische Physiologie, Lehrtexte für Medizin & Technik, Verlag Gerhard Witzstrock, Baden-Baden, Köln, New York, 1978

Brockhaus EnzyklopädieVerlag F.A. Brockhaus, Mannheim, 19. Aufl. 1989, Bd. 9

Brunn, Walter L. von: Kreislauffunktion in William Harvey's Schriften Springer Verlag Berlin/Heidelberg/New York, 1967

Dumesnil, R. / Bonnet-Roy, F. (Hrsg.): Die berühmten Ärzte, Kunstverlag Lucien Mazenod, Editions contemporaines AG, Genf 1947

N.N.: La Vie aventureuse des Grands Medecins, Presse Bureau Junior 1974, Madrid

Rullière, R.: Die Kardiologie bis zum Ende des 18. Jahrhunderts, in: Sournia, Poulet, Martiny (Hrsg.), Illustrierte Geschichte der Medizin, Band 3, Andreas & Andreas, Verlagsbuchhandel, Salzburg 1980

Silbernagl, S. / Despopoulos, A.: Taschenatlas der Physiologie, Thieme Verlag Stuttgart, 1979

Staiger, Joachim: Herz und Kreislauf im Wandel der Zeiten, H.A. Herchen Verlag, Frankfurt, 1992

Vinken, Pierre (Hrsg.): The shape of the Heart, Elsevier Science, Amsterdam, 1999